건선
완전정복

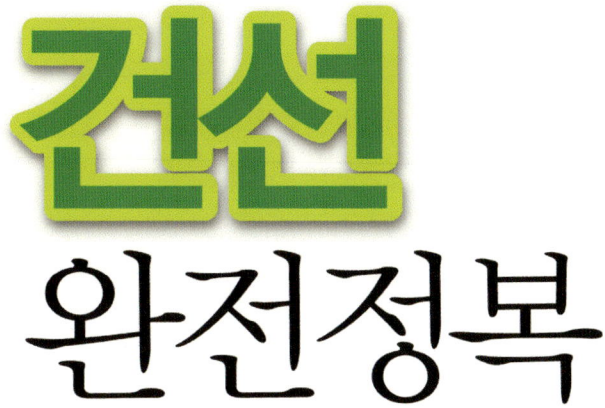

완전정복

윤종성 지음

이담
Books

미흡한 대로 가까이 두었던 건선에 대한 자료를 일단 손에서 놓고 나니, 그동안 치료해 온 건선(Psoriasis)에 대한 내용과 치료 방법에 대하여 자료를 찾고 준비해 오던 지난 1년의 시간이 주마등처럼 스쳐 간다. 여러 가지 고민과 갈등, 회의, 스트레스로 힘들어하던 나날들……. 그 와중에 건선이란 피부질환에 대한 책을 저술하고자 하는 과정이 나를 지탱할 수 있도록 한 큰 힘이 되었다.

건선도 피부질환의 하나이기 때문에 '도대체 피부란 무엇인가?' 하는 피부에 대한 개념과 내용의 인식이 선행되어야 한다. 국어사전에 의하면 피부는 '척추동물의 몸을 싸고 있는 조직으로 신체 보호, 체온 조절, 배설, 피부 호흡 따위의 작용을 한다.'라고 설명되어 있다. 즉, 피부는 척추동물의 조직 중에서 가장 외부에 위치하여 동물의 내부를 보호하는 기관이다. 인체에서 피부는 나(我)와 내가 아닌 것을 구분하는 경계이며, 외부의 자극으로부터 내부 장기를 보호하는 기관이다. 그런 의미에서 피부는 겉으로 드러난 것만이 피부가 아니고, 입과 항문을 통하여 내부의 소화기관(식도, 위, 소장, 대장, 항문)이 모두 피부이며, 코와 연결된 기관지와 폐조직도 역시 피부로 파악할 수 있다. 이렇듯 광범위한 피부 조직에 어떤 원인에 의해서든지 홍반(붉어짐)과 인설(각질) 및 특정 부위의 각질이 두꺼워지는 질환을 건선이라고 한다. 특정 부위의 피부 각질세포가 정상보다 8배 정도 빨리 증식하는 건선은 아직까지 그 원인이 밝혀져 있지 않고, 따라서 치료방법도 없는 것이 현실이다. 이러한 건선의 원인을 유전적인 면, 환경적인 면, 음식 등의 3요소가 복합적으로 작용하여 인체 내의 면역기능이 교란되어서 오는 것으로 파악하고, 한약(潤皮淸, 윤피청)을 복용하면서 '화식면역요법'을 실행하여 일정한 효과를 보았기에 그 내용을 소개하고자 한다. 책의 내용은 건선과 피부에 대한 내용, 건선의 원인, 서양의학적인 치료 방법의 소개, 한의학적인 건선의 원인과 '화식면역요법'을 이용한 치료방법에 대한 소개, 그리고 다양한 치료과정과 임상사례를 포함하여 건선이 치료되는 과정을 설명하였다. 어떤 원인에서든지 일단 건선이 발병하고 나면 치료를 위하여 여러 자료를 찾아보려고 서점에 가거나 인터넷을 검색하지만, 정보를 얻기 위하여 읽어볼 만한 마땅한 책이 거의 없는 현실이다. 이러한 현실이 이 책을 저술하게 된 동기중의 하나이다.

자가면역성 질환의 하나인 건선은 난치성 피부질환이기는 해도 분명히 치료될 수 있다. 다만, 대개 몇십 년의 병력을 가진 질환이다 보니 치료 속도가 느리고, 빙산(氷山)의 일각처럼 외부로 나타나 있는 건선보다는 피부 아래에 잠복해 있는 건선이 더욱 크며, 치료가 끝난 것처럼 보이다가도 자잘한 건선들이 한동안 반복적으로 발현하는 긴 과정을 이겨내야만 하는 인내심이 필요할 뿐이다. 따라서 일단 건선이 발병하면 쉽고 빠르고 편한 일시적인 효과가 나는 치료에 현혹되지 말고, 반드시 치료할 수 있다는 신념과 확신을 갖고 힘들어도 포기하지 않는 인내심이 필요하다. 다행스러운 것은 아토피성 피부염보다는 가려움증이 덜하거나 거의 없으므로 기나긴 시간과의 싸움을 견뎌내기가 수월하다는 것이다. 나름대로는 실제 임상에서의 사례들을 중심으로 소개하고자 했지만, 사서 중의 하나인 『대학(大學)』에 "심부재언(心不在焉)이면 시이불견(視而不見)하며 청이불문(聽而不聞)하며 식이부지기미(食而不知其味)니라."라고 하여 '마음에 있지 않으면 보아도 보이지 않으며, 들어도 들리지 않고, 먹어도 그 맛을 알지 못한다.'는 말처럼 건선의 치료를 위해서는 각자의 마음에 얼마나 치료를 위한 정성된 마음을 갖고 있느냐가 관건이 된다고 하겠다.

책을 쓰기에 부족함이 너무 많다는 점은 우둔한 필자 스스로 잘 알고 있으므로 독자 여러분께서 넓은 아량으로 양해해 주시되 잘못된 내용에 대하여는 따끔하게 질책해 주신다면, 필자가 좀 더 발전할 수 있는 계기가 될 것으로 생각한다. 또한 건선을 비롯하여 아토피와 태열, 수족각화증, 양진, 한포진, 습진, 천포창, 수포성표피박리증(EB,

Epidermolysis Bullosa) 등의 난치성 피부질환으로 고통받고 계신 분들의 예방과 치료에 작게나마 도움이 되어 환우와 가족들이 인생의 새로운 여정을 보낼 수 있게 된다면 필자에게는 무한한 영광일 것이다.

경희대학교 한의과대학을 졸업하고, 그동안의 건선에 대한 임상경험을 토대로 부끄러움을 무릅쓰면서 미흡한 졸저를 세상에 내놓게 되었으니, 부족한 필자에게 많은 관심과 격려를 해 주신 지인들께 감사의 말씀을 전한다. 특히 누구보다도 필자를 신뢰하고 힘들고 어려운 건선 치료를 중간에 포기하지 않고, 끝까지 따라와 준 환우분들께 최고의 감사한 마음을 전해 드린다. 정말로 고맙고 감사합니다. 또한 변함없는 마음으로 가정을 지켜주는 아내와 나의 분신인 사랑하는 아이들, 그리고 신창한의원 가족 모두에게 감사한 마음을 전한다. 끝으로 부족한 내용을 마다하지 않고 출판해 주신 한국학술정보(주) 채종준 대표이사님과 권성용 님께 심심한 사의를 보낸다.

건선 피부 없는 대한민국이 되기를 희망하면서

6월 하순 장마철에 신창한의원 창가에서

윤종성

Contents

04 한의학적인 건선 치료

05 다양한 치료과정

06   기타 임상사례

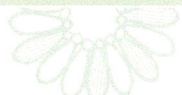

01
건선의 개요

1. 피부의 구조와 기능은 무엇이고, 피부질환을 어떻게 파악할 것인가?

해부학적으로 피부의 표피는 고유한 기능을 담당하는 여러 층의 구조로 되어 있으며, 가장 바깥층의 표피는 각질형성 세포(Keratinocyte), 멜라닌 세포(Melanocyte), 랑게르한스 세포(Langerhans cell), 머켈 세포(Merkel cell)로 구성되어 있다. 표피의 대부분을 구성하고 있는 각질형성 세포는 스스로 재생되며, 위층으로 갈수록 분화하여 각질을 만들어서 피부의 장벽기능을 유지하는 중요한 세포이다. 각질형성세포는 기저층, 가시층, 과립층, 각질층으로 나누어지며, 세라마이드(Ceramaids), 콜레스테롤, 자유 지방산(Free fatty acid) 등이 있고, 수분을 보호·유지하는 기능을 갖고 있다. 멜라닌세포는 피부색을 결정짓는 가장 중요한 요소로 인체의 피부색은 멜라닌 소체의 크기, 모양, 유형, 분포에 의하여 결정되며, 자외선으로부터 인체를 보호하고, 염증반응에도 관여하는 것으로 알려져 있다. 랑게르한스 세포는 중요한 항원제시 세포(Antigen presenting cell)이며, 특히 알레르기성 접촉피부염에서 면역에 관련된 중요한 역할을 한다.

피부에서 표피의 기능은 수분의 소실을 방지하고, 외부의 물리적 자극과 자외선으로부터 피부를 보호하는 기능을 갖고 있다. 그리고 표피부속기(Epidermal appendage)로는 털(모발), 피지선(Sebaceous gland), 아포크린선(Apocrine gland), 에크린선(Eccrine gland), 손발톱 등이 있다. 일반적으로 털을 중요하게 여기지 않는 경향이 있지만, 털의 기능은 분포하는 위치에 따라 아주 중요하다. 즉 머리카락, 눈썹, 속눈썹은 외부의 자극으로부터 두피와 눈을 보호해 주고, 코털은 외부의 자극물질을 걸러주며, 겨드랑이와 음부의 털은 마찰을 감소시켜 준다. 표피의 바로 아래층에 위치하는 진피(眞皮, Dermis)는 피부의 대부분을 차지하며, 표피에 영양분을 공급하여 표피를 지지한다. 진피에는 아교질섬유(Collagen fiber), 탄력섬유(Elastic fiber), 기질(Ground substance), 혈관, 신경, 모낭(hair follicle), 땀샘 등이 분포하여 외상으로부터 몸을 보호하고, 수분을 함유하며, 체온을 조절하고, 면역기능을 담당하는 림프구와 다양한 감각수용체를 포함한다.

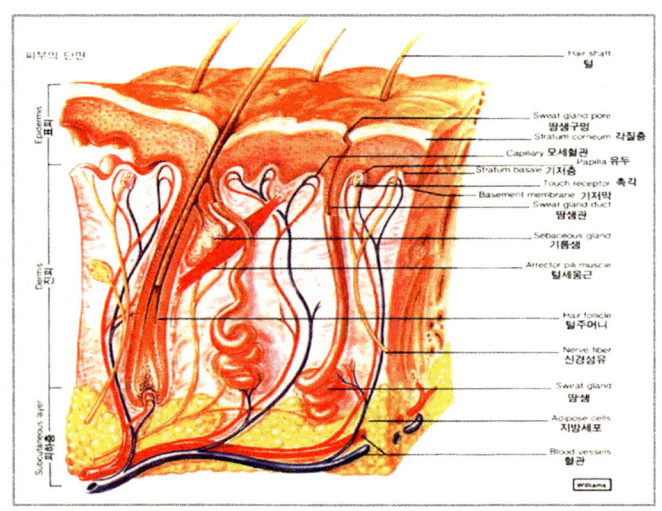

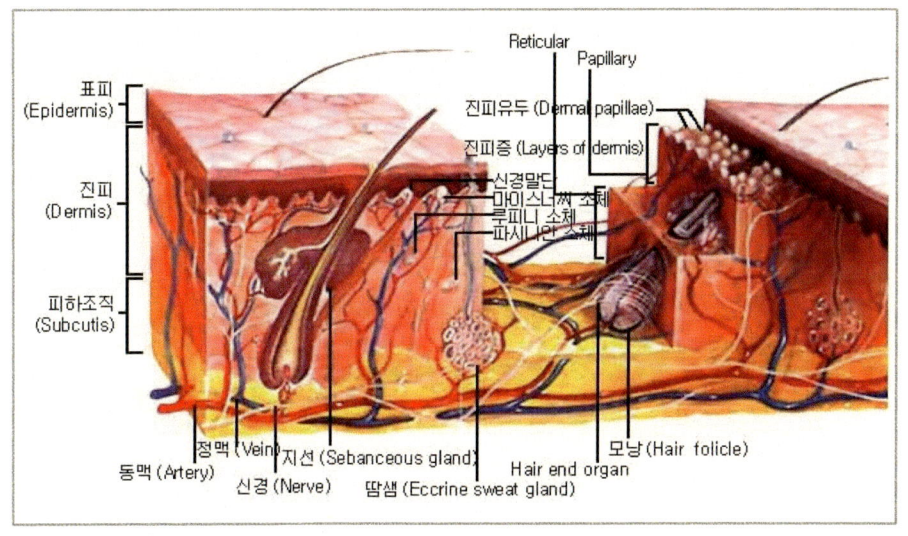

일반적인 피부의 기능은 외부의 유해한 자극에 대한 장벽(Barrier)이 되고, 수분과 전해질의 외부 유출을 방지하며, 체온을 조절하고, 감각기능을 수행하며, 면역기능에도 관여하고, 비타민D를 생성한다. 또한 피하지방층은 피하에 존재하는 지방조직으로 위치에 따라 다양한 두께와 형태로 나타나며, 외부로부터의 열을 차단하고, 충격을 흡수하며, 영양분의 저장소가 되고, 몸매를 유지하는 미용효과도 있다.

전체면적이 1.8㎡로 인체에서 가장 큰 기관인 피부란 무엇이고 어떻게 이해해야 할까? 진화론적인 관점에서 보면, 인간은 물속(水生, 수생)으로부터 진화하여 양서류(兩棲類)의 과정을 거쳐 폐로 호흡하는 육상 동물의 최고 진화단계에 위치하는 것으로 파악할 수 있다. 따라서 피부는 초기 수생 상태의 단계에서는 물고기의 비늘이 진화한 것으로 물속에서 물과 직접적인 접촉을 하고, 개구리 같은 양서류라 하여도 어느 정도의 진액(수분)을 보유하는 것이 정상적인 피부이다. 개구리가 피부의 진액이 마르면 살 수 없듯이, 사람의 피부도 개구리보다는 건조하지만 그렇다고 진액이 전혀 없이 말라서는 죽은 피부라고 할 수밖에 없다. 실제로 피부질환 환자를 진료해 보면, 피부질환과 관계없이 부드럽고 윤기있는 피부를 가진 사람은 피부질환이 거의 없고, 건조한 피부를 갖고 있는 사람에게서 피부질환이 많이 나타나는 것을 알 수 있다. 피부질환이라 함은 건선(乾癬, psoriasis), 아토피, 한포진(汗疱疹), 양진(痒疹), 박탈성피부염(剝脫性皮膚炎, exfoliative dermatitis), 어린선(魚鱗癬, 비늘증, Ichthyosis), 수족각화증(手足角化症), 모낭염, 모낭각화증, 경피증(硬皮症, 피부경화증, scleroderma), 수포성표피박리증(水疱性表皮剝離症), 천포창(天疱瘡, pemphigus) 등의 난치성 피부질환을 모두 의미한다. 공교롭게도 상기한 피부질환들의 원인은 아직 정확히 밝혀져 있지 않다. 다만, 자가면역성 질환의 하나로 파악하고 있을 뿐이다.

외부로 노출된 체표만이 인체의 피부는 아니다. 입을 통하여 식도와 위장점막, 십이지장, 소장, 대장, 직장과 항문까지도 피부의 일종이며, 이는 상기한 피부질환을 앓고 있는 사람들에게 소화기질환이 많이 나타나는 것을 보면 이해되는 부분이다. 또한 코의 내부와 기관지를 거쳐 폐조직까지도 피부의 일환으로, 알레르기성 비염이나 기관지천식도 결국은 피부질환의 일종이라고 할 수 있겠다. 그리고 눈동자와 동공(瞳孔) 역시 피부의 일종으로 여기에 병변이 생기면 알레르기성 결막염의 형태로 나타난다. 끝으로 귓구멍의 외이도(外耳道)와 중이(中耳) 역시 피부의 연장선상에 있음을 알아야 한다.

한의학적인 관점에서는 『동의보감(東醫寶鑑)』에 의하면, '폐주피모(肺主皮毛)', '피모속폐(皮毛屬肺)'라 하여 피모(皮毛)는 폐(肺)에 속하여 폐가 모든 피부와 털을 주관한다. 폐의 기능이 원활하지 못하여 사기(邪氣)가 폐에 머무르면 피부가 윤기가 없이 건조해지며 아프기도 하고 인체의 털과 머리카락이 푸

석거리며 부서지기도 한다. 모든 피부질환은 폐가 주로 관장하는 것으로, 폐를 치료하여 인체가 정상적인 생리기능을 발휘하면 피부질환들은 자연적으로 치료되는 것으로 파악한다. 따라서 피부질환을 치료할 때는 폐의 기능을 중요하게 여기게 된다. 그런 의미에서 피부가 좋지 않은 사람은 반드시 금연을 하는 것이 좋다. 또한 『황제내경(皇帝內經)』에 의하면, '피부역왈주리(皮膚亦曰腠理) 진액삼설지소왈주(津液滲泄之所曰腠) 문리봉회지중왈리(文理縫會之中曰理)'라 하여 '피부는 또한 주리(腠理)라고도 하니, 진액이 스며 흐르는 곳이 주(腠)가 되고, 문리(文理)가 만나는 곳의 중심이 리(理)가 된다.'고도 하였다. 이는 피부의 발한작용과 호흡기능에 대한 고전적인 표현이다.

2. 어떤 것이 건선인가?

건선(Psoriasis)이란 말은 그리스어로 가려움증이나 발진을 의미하는 Psora와 이로 인한 상태를 뜻하는 접미사인 iasis로부터 유래한다. 건선은 특정 부위의 피부 각질세포가 지나치게 빨리 재생되는 만성 재발성 피부병으로, 좁쌀 같은 구진이 생기면서 그 위에 은백색의 구진 및 인설이 비늘처럼 겹겹이 쌓이고, 악화와 호전을 반복하면서 점점 커져 주위의 건선과 합쳐지고 붉은 구진이나 판을 형성하는 대표적인 만성 재발성 피부질환으로 건선의 침범 부위나 정도가 개인에 따라 아주 다양한 원인 미상의 질환이다. 건선은 은백색의 비늘(鱗屑, 인설)로 덮여 있고, 경계가 뚜렷하며, 크기가 다양한 붉은색의 구진이나 판(板)을 형성하는 발진이 전신의 피부에 반복적으로 발생하는 만성재발성의 자가면역성 질환이다. 건선의 호발 부위는 주로 무릎, 팔꿈치, 두피, 몸통 등이고,

손발, 입, 접히는 부위, 생식기 등은 잘 침범하지 않으며, 각각의 구진은 점점 커지면서 퍼져 나가 피부 전체가 하나의 판을 형성하기도 한다. 가벼운 건선은 작은 홍반으로 나타나지만, 중등도의 건선은 피부 표층에 은백색의 갉아낸 듯한 인설이 쌓여 있는 충혈된 붉은 피부가 보이기도 하고, 심하면 가렵고 통증이 있으며 커다란 건선반 모양으로 변하거나 한데 엉키어 등(背) 전체를 덮기도 한다. 건선의 합병증으로는 관절의 부종과 통증을 주로 하는 건선성 관절염이 있고, 손발톱의 움푹 패임, 변색, 손톱기저면에서의 분리, 손톱 아래 피부의 불룩함 등이 있다. 건선은 주로 성인에게 많지만, 10대에서 30대 사이에 처음으로 발병하고, 남녀의 성비는 비슷하다.

질병의 흔한 정도를 나타내는 유병률은 미국인에 있어서 2~3%이고, 우리나라는 0.5~1%로 추정되며, 북유럽인은 4~5%로 가장 높게 나타나서 건선이 인종에 따른 차이나 태양광선에의 노출 정도에 영향을 받는 것으로 알려져 있다. 우리나라의 경우에 25%에서 가족력이 있다. 가장 흔한 건선은 판상 건선이며, 물방울양 건선, 간찰부 건선, 박탈성 건선, 농포성 건선, 건선성 관절염, 손발톱 건선 등이 있다. 이들 각각에 대하여 차차 알아보기로 하자.

3. 건선은 어떻게 진단할까?

대개 피부질환의 진단은 특별한 검사 방법이 있는 것이 아니고, 의사의 육안적인 진찰에 의지하여 판단하는 경우가 많다. 같은 맥락에서 건선의 진단도 그리 어렵지는 않으며, 전형적인 경우 특징적인 피부 병변의 모양과 병변이 위치한 부위로 비교적 쉽게 임상적인 관찰만으로도 진단이 가능하다. 건선의 전형적인 증상은 피부에 좁쌀 같은 작은 발진이 생기면서 그 위에 하얀 비늘 같은 피부 껍질이 겹겹이 쌓이는 것이며, 또한 건선은 종종 밝은색의 붉게 융기된 반(癍)이 은백색의 인설로 덮여 있으며, 주로 무릎, 팔꿈치, 두피, 몸통 등에 자주 나타나는데, 아토피 피부염과는 달리 가려움이 거의 없는 것이 특징이다. 그러나 모양이 비슷한 피부질환이 많으므로 감별진단을 위해서 때에 따라서는 피부의 조직검사를 시행하기도 한다. 건선이 잘 생기지 않는 부위에 발생하거나 임상양상이 다를 경우, 소아에서 발생한 경우에는 추가 검사가 필요할 수도 있고, 임상적인 진단이 어려울 때는 피부 조직검사로 확진할 수도 있다.

건선은 대개 피부에 약간 붉은색의 작은 좁쌀 크기의 솟아 오른 발진(發疹, 의학용어로는 '丘疹'이라고 함)이 생기고, 이 발진이 점차 커지고 주변의 발진과 합쳐져서 밤톨, 계란, 손바닥만 크기로 커지며, 심해지면 몸 전체로 퍼지기도 한다. 일반적인 발진과 다른 특징이라면 붉은색의 발진 위에 하얀 피부각질(鱗屑, 인설)이 무수히 겹겹이 쌓여 수년에 걸쳐서 두꺼워진다. 홍반이라고 부르는 피부의 붉은 색조, 인설이라고 부르는 각질, 피부의 두께가 두꺼워지는 것이 대표적인 건선의 발진이다.

건선의 특징으로 Köebner 현상이 있다. Köebner 현상이란 건선의 병변 부위가 아니더라도 피부에 물리적 자극을 받아 외상(外傷)이 생기면 그 부위에 건선이 생기는 현상으로 예후가 좋지 않다. 이는 상처에 대한 반응으로 건선환자는 정상피부에 상처(칼에 베이거나 화상, 외상이나 강한 일광자극)가 생기면, 며칠에서 2주까지 건선반이 상처 부위나 다른 피부에 생기는 것으로 건선 환자는 피부의 자극이나 상처를 피해야 한다. 따라서 건선 환자에게 한방 치료의 하나인 부항이나 뜸치료는 피하는 것이 좋으며, 목욕할 때에도 때를 강하게 미는 것은 피해야 하고, 손목시계나 발목을 조이는 양말 및 고무줄이 들어간 하의(下衣)를 입으면 가려움으로 긁어서 건선이 악화될 수 있다.

또한 건선 환자의 혈관은 전자현미경으로 보면 확장되고 비정상적으로 꼬인 모양으로 모세혈관에서 많이 얇아진 혈관벽과 혈관내피 사이의 간격을 볼 수 있는데, 이러한 사실들은 건선에서 모세혈관 투과성이 증가되는 것을 설명해 준다. 그리고 건선의 특징 중에서 Auspitz's sign이라 하여 병변 부위의 인설을 칼로 긁어내어 제거하면 얇아진 진피(眞皮) 유두와 확장된 혈관에서 점상출혈이 발생하는 것도 진단의 중요한 포인트이다. 일부 학자들은 곰팡이균의 감염 없이 손발톱의 함몰 및 노란색 착색, 조갑기저면에서 조갑박리(爪甲剝離), 조갑하각화증(爪甲下角化症)이 드물게 나타난다고 말한다. 환자가 관절의 부종과 압통을 호소하면 건선성 관절염(건선 환자의 5~10%)을 확인해야 한다. 건선은 대부분 환자에서 피부에 국한되어 발생하지만 입 안, 혀(地圖舌, Geographic tongue), 눈에도 발생할 수 있다.

건선을 전염성 질환으로 오해하는 일반인들이 간혹 건선 환자와의 신체적 접촉을 두려워하지만, 결단코 건선은 감염성 질환이 아니며 따라서 전염되지도 않는다. 즉, 건선 병변에 접촉하거나 수건이나 컵 등 환자의 물건을 함께 사용한다고 해서 건선이 전염되지는 않는다. 건선은 감염성이 아니라 환자 자신의 면역계 이상에 따른 자가면역성 질환이기 때문이다. 설사 가족 중에 한 사람이 건선 환자이고, 다른 가족 구성원이 나중에 건선으로 진단을 받더라도 이것은 유전적인 소인이 원인이 된 것이지 신체적 접촉에 의해 전염되는 것은 아니다. 건선 환자의 가족들은 신체적 접촉으로는 건선이 전염되지 않는다는 사실을 알아야 한다. 그런 면에서는 근래에 들어 기하급수적으로 증가하는 아토피성 피부염도 동일한 자가면역성 질환임을 알아야 한다. 또한 치료가 끝나면 건선을 앓은 부위에 흉터가 남지 않으므로 건선이나 아토피를 갖고 있는 사람은 자신이 조금 불편할 뿐이지 타인에게 전염되거나 피해를 끼치는 것이 전혀 없음을 인식하고 사회생활을 함에 있어서 절대로 기가 죽거나 의기소침할 필요 없이 떳떳하게 생활하기를 바란다.

건선은 전염되지 않고 신체 어느 부위에든 발생할 수 있지만, 특히 잘 발생하는 호발 부위가 있다. 건선의 가장 흔한 형태인 판상 건선(보통 건선)은 특징적으로 팔꿈치와 무릎, 두피와 몸통 등 피부가 손상되기 쉬운 곳에 잘 발생한다. 건선은 침범된 피부의 부위와 크기에 따라 경증, 중간증, 중증으로 나눈다. 가벼운 건선은 두피 같은 몇몇 넓은 지역에 판상으로 생기고, 피부의 10% 이하를 차지하는 물방울 모양으로 다른 사람에게 건선이 보일까 걱정하는 정도이며, 중증의 심각한 건선은 판이 넓어서 30% 이상을 차지하거나, 얼굴에 건선이 생기는 경우, 농포성 건선이나 홍피증의 경우, 건선성 관절염이 있는 경우에 중증으로 본다. 아주 심한 경우 전신으로 퍼져서 체표 면적의 90% 이상에 발생한 경우를 홍피성 건선이라 하며, 드물게 생명을 위협하는 위중한 상황이 될 수도 있다. 전체 피부를 침범하게 되면 피부의 방어 기능의 저하와 함께 수분 소실, 전해질 불균형으로 감염에 대한 감수성이 증가하게 된다.

감별 진단을 해야 하는 건선의 유사질환으로는 편평태선, 모공홍색비강진, 장미색비강진, 유사건선, 지루성 피부염, 전신홍반성낭창(루푸스, Systemic Lupus Erythematosus, SLE), 신경성피부염 등이 있으니 자세한 감별을 요한다. 기타 만성단순태선, 진균질환(무좀, 백선), 습진, 균상식육종, 약진, 건선모양 매독발진, Reiter증후군 등과의 감별 진단이 필요할 때도 있다.

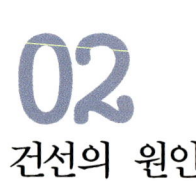

02

건선의 원인

1. 서양의학적인 관점

건선의 원인은 아직 정확히 밝혀져 있지 않다. 근래까지는 유전적 요인이 있는 조건하에서 개인의 생활과 환경적 요인이 유발인자로 작용하며, 면역학적 요인에 의하여 피부의 각질형성세포의 빠른 분화이상과 염증반응이 복합적으로 작용하는 것으로 파악하고 있으나, 최근의 연구는 여기에 여러 가지 다른 요인이 관여하는 것으로 본다.

1) 유전적 요인

건선이 유전적인 요인으로 발병한다고 하지만, 어떤 특정한 유전 인자가 단독으로 작용하는 것은 아니고, 여러 가지 유전 인자에 환경적 요인과 사회적 요인이 서로 영향을 미치는 다인성 유전(Multifactorial inheritance)으로 설명한다. 1972년 미국의 분자생물학자인 James Dewey Watson이 환자들을 대상으로

한 보고에서 부모가 모두 건선인 경우 자식은 50%, 부모 중 한 사람이 건선인 경우 15%, 부모가 모두 건선이 아닌 경우는 7.5%가 건선이 발병한다는 보고가 있으나, 역학적인 고찰로서는 알 수 있지만 그 유전 양식은 아직 확실하지 않다. 유전적인 요인이 있는 경우라도 아래의 외부 환경적인 요인을 피하면 건선을 예방하거나, 발생하더라도 아주 가볍게 발생하게 할 수 있다.

2) 악화 혹은 유발 인자

악화 혹은 유발 인자로는 피부의 외상, 감염, 기후, 건조한 피부, 스트레스, 약물, 흡연, 음주 등의 요소가 해당된다. 이런 요인들은 개인 차이가 매우 크기 때문에 정확한 요인이 무엇이라고 단정적으로 말할 수는 없지만, 대부분의 환자들은 예방과 더불어 건선의 증상을 감소시키기 위해서도 최대한 아래 요인들을 제거하는 것이 중요하다.

(1) 피부 외상

피부의 외상 부위에 건선이 생기는 것을 '쾨브너 현상(Köebner 현상)'이라고 부르며, 건선의 중요한 악화 요인 중의 하나로 외상이나 피부 가려움증 때문에 긁어서 생기기도 한다. Köebner 현상은 상처에 대한 반응으로 건선 환자가 외상, 수술, 흉터, 문신, 화상, 부항 등으로 정상 피부에 상처가 나면 며칠에서 2주까지 건선반(乾癬瘢)이 상처 부위에 생기는 현상으로 건선 환자는 피부의 자극이나 상처를 피해야 한다.

(2) 감염

연쇄상구균을 비롯한 세균, 곰팡이, 바이러스, 박테리아 등의 감염에 주의해야 하고, 특히 편도선염과 인후염으로 인하여 생기는 건선은 물방울양 형태인 경우가 많다.

(3) 기후

건선은 겨울에 악화되는 대표적인 피부질환으로 차고 건조한 기후에서는 악화되고, 따뜻한 봄부터 햇빛을 자주 쪼이는 여름에는 호전된다. 더운 날씨, 태양광선, 습도는 건선을 호전시키므로 가습기 사용을 권장한다. 태양광선에 의해 호전되는 환자들은 광화학요법(PUVA)이나 자외선(UVB) 치료가 도움이 될 수 있다.

(4) 건조한 피부

잦은 목욕이나 사우나, 찜질방이나 지나친 난방 등은 피부가 건조해지므로 목욕도 가벼운 샤워가 좋고, 목욕 후에는 보습제를 충분히 사용하여 피부의 윤기를 유지해야 한다. 건선 자체로도 피부가 건조하고, 더구나 겨울처럼 건조한 계절에는 건선이 악화되는 경우가 많다.

(5) 스트레스와 근심 · 걱정

정신적 · 신체적 스트레스와 근심과 걱정은 건선을 악화시킬 수 있는데, 이들이 어떤 기전으로 건선을 악화시키는지는 알 수 없지만, 면역계나 자율신경 조절을 억압하기 때문으로 생각한다. 최근에는 말초신경에서 분비되는 신경펩티드가 스트레스에 의한 건선의 악화에 관여하는 것으로 파악한다.

(6) 약물

스테로이드제, 비스테로이드성 소염제, 조울증에 쓰이는 리듐(Lithium), 심장병이나 고혈압에 쓰이는 β-차단제, 결합조직질환에 쓰이는 클로르퀴닌(Chloroquinine) 등의 약물이 건선을 악화시킬 수 있다. 특히 스테로이드제는 문제가 되는 약품으로 사용 시에는 호전되지만, 일단 중단하면 급격히 악화되는 반동현상(Rebound phenomenon)이 심하다.

(7) 흡연

흡연량이 많은 사람은 발병률이 매우 높으며, 대부분의 연구자들은 흡연이 건선의 발병을 두 배 정도로 높인다고 주장한다.

(8) 음주

어떤 건선 환자는 음주 후 피부 손상이 더 가중되고 재발되며, 장기간 많은 양의 음주를 한 사람은 치료기간이 매우 길어지고 오랫동안 잘 낫지 않는다.

3) 면역학적 요인

면역학적인 면에서 건선의 발병과 진행에 관여하는 것은 T세포이다. T세포가 건선을 일으키기 위해서는 ① T세포가 활성화되어 ② 피부로 이동과 침윤과정을 거쳐 ③ Cytokine의 분비를 비롯한 면역반응을 증폭시키는 피부에서의 T세포의 작용 등의 3단계를 거쳐서, 여러 가지 면역물질이 피부의 각질세포를 증식하여 건선이 발생한다.

인체를 구성하는 세포는 끊임없이 생성되고 사멸하면서 인체의 항상성을 유지한다. 면역기능이라 함은 크게 외부에서 침입한 세균이나 바이러스 및 독성 물질로부터 인체를 지키는 **방어(防禦)**, 각종 오염 물질이나 세균·바이러스의 사체를 체외로 배출하는 **정화(淨化)**, 훼손된 조직이나 기관의 **재생(再生)**, 좁은 의미의 면역기능으로 체내에 침입했던 각종 질병인자인 항원(抗源)을 기억했다가 항체(抗體)를 만드는 **기억(記憶)** 등의 4가지 기능을 말한다. 면역에 관여하는 세포나 용어는 상당히 복잡하게 설명하지만, 결국 다음의 과정을 거치면서 면역이 이루어진다. 세균이나 바이러스가 체내에 침입하면 가장 중추적인 대식세포(大食細胞, Macrophage)가 이물질(異物質)을 직접 잡아먹어서 그 정보를 파악한 다음, 대식세포(Macrophage) 주변에 있는 T-임파구에 이물질(異物質)에 대한 특징과 정보를 전달한다. 정보를 받은 T-임파구는 다시 B-임파구에 전달하여 이물질(異物質)을 없애는 항체(Antibody)를 만들라고 명령함과 동시에 직접 이물질을 공격하며, 명령을 받은 B-임파구는 이물질을 중화시켜 무력화하거나 체포하여 제거한다. 한편 대식세포(Macrophage)는 이물질(異物質)이 조직을 파괴하지 못하도록 보호하면서, Cytokine을 분비하여 이미 파괴된 조직을 재생하게 된다. 자가면역이란 자신의 단백질이나 조직을 이물질(異物質)로 받아들여 파괴하는 현상으로 건선이나 아토피 같은 난치성 피부질환뿐만 아니라, 류머티즘, 베체트병, 수포성 표피박리증, 홍반성 루푸스, 신장염, 갑상선질환, 기타 여러 가지 호르몬 이상이나 일부의 당뇨병 등 수없이 많다. 미국의 어떤 영양학자는 "인간 질병의 99% 이상이 면역체계의 기능 저하에 기인한다."고 말할 정도로 건강을 유지하기 위해서는 면역기능의 중요성은 아무리 과장해도 지나치지 않다. 이렇게 중요한 면역체계가 무너지는 원인은 무엇일까? 결국은 건선의 모든 발병 원인과 악화 요인은 면역체계를 무너뜨리는 것으로 볼 수 있다.

4) 각질형성세포의 증식과 분화의 이상

건선의 가장 중요한 현상은 표피세포가 지나치게 빠르게 자라서 증식하는 것이다. 그 원인은 세포주기기간(Cell cycle time)이 정상세포의 1/8 정도로 짧고, 일정한 표피 면적당 증식세포의 수가 정상세포보다 두 배 정도 많으며, 건선 세포는 100% 증식을 일으키는 등의 세 가지가 원인이다. 또한 케라틴이 기저층에만 국한하지 않고 표피의 상층부까지 이상(異常)적으로 발현하여 각질형성 세포의 분화가 정상적이지 않은 것도 건선의 원인으로 본다.

5) 진피 혈관의 이상

건선 환자의 혈관은 전자현미경으로 보면 확장되고 비정상적으로 꼬인 모양으로 모세혈관에서 많이 얇아진 혈관벽과 혈관내피 사이의 간격을 볼 수 있는데, 이러한 사실들은 건선에서 모세혈관의 투과성이 증가함을 알 수 있다.

현재까지 건선의 원인은 유전적인 원인과 외부 환경적인 요인 및 면역학적인 요인이 관여하는 것으로 알려져 있다. 즉, 건선은 상기한 여러 가지 원인이 복합적으로 작용하여 발생하지만, 건선에서 '어떻게 하여 피부각질이 쌓이는 병변이 형성되는 것일까?' 하는 점에는 아직도 의문점이 많다. 현재까지의 연구 결과로는 위의 여러 요인으로 인해 피부 세포가 빠르게 증식하기 때문에 건선이 생겨나는 것으로, 피부의 각질형성세포는 일정한 주기가 있어서 세포가 분열하여 새로운 세포가 생기면 그 세포는 자기의 일생을 마친 후 마지막에는 비듬 같은 피부 껍질로 떨어져 나간다. 이 세포 주기가 건선 환자는 정상인보다 무려 8배 정도 빠르다. 즉, 세포가 너무 빠르게 증식을 일으키는 것이다. 그러므로 세포가 정상적인 기간 동안 완전히 성숙하기 전에 빨리 자라버려 비듬과 같은 각질이 겹겹이 쌓여 미처 떨어져 나가지 못하는 것이 건선이다. 그래서 과거에 등장한 것이 각질세포의 증식을 느리게 하기 위한 약제인데 여러 가지 항암제가 연구의 대상이 되었으며, 일부는 효과도 있었지만 효과에 비하여 부작용이 너무 심해서 현재는 거의 사용하지 않고 있고, 치료에 반응을 보이지 않는 아주 특수한 경우에만 선별적으로 사용하고 있는 실정이다.

2. 결론적인 건선의 원인
   － 개개인의 면역기능의 문제이다 －

지금까지 건선의 원인을 살펴보았는데, 음식이라는 가장 중요한 내용이 빠져 있다. 현대는 환경이 오염되어 있고, 화학조미료와 식품첨가물이 들어간 가공식품류, 과다한 농약과 화학비료의 사용으로 토양이 산성화되어서 미네랄이 부족하게 생산되는 불완전한 먹을거리, 사육과정에 사용되는 엄청난 양의 방부제, 살충제, 호르몬제, 성장촉진제, 진정제, 제초제, 항생제, 식욕촉진제 등 화학독극물을 사용하여 생산되는 육류와 채소류, 과거에 비해 복잡 다양해진 생활환경과 열악한 근무여건으로 야기되는 스트레스 등으로 인체의 면역체계가 무너진다. 또한 면역기능을 향상시켜 인체가 스스로 질병을 치료하게 하는 데에 주력하지 않고, 오직 병원균만을 찾아서 직접 죽이고 질병의 증상만 없애려는 대증치료가 주된 치료법인 현대의학적 치료에 수반하는 화학 물질과 항생제의 남용은 결과적으로 인체의 면역기능을 약화시키고, 이들 약물에 내성이 생긴 슈퍼박테리아 같은 새로운 병원균의 출현은 사필귀정이라고 할 수 있다. 이런 점에서는 현대의학의 대증치료법도 면역체계의 교란을 촉진하는 데 한몫한다고 할 수 있다.

　병원균과 바이러스는 인간이 생활하는 곳은 어디에나 상존하며, 수시로 우리의 몸속을 들락거리면서 면역기능의 교란으로 인체의 방어력이 떨어져 비집고 들어앉을 허점만 있으면 터를 잡아 질병을 유발하고, 면역기능이 정상적으로 작동하여 허약한 틈이 없으면 죽거나 몸 밖으로 나가 버리는 것이다. 다시 말해서 질병에 걸리는 것은 병원균이 체내에 침입해서가 아니고, 면역체계가 붕괴되어 자연치유력이 떨어졌기 때문이다. 미국의 저명한 의학평론가인 프레드릭 박사는 "현대의학이 자랑하는 약이나 수술로는 성인병이 절대로 낫지 않는다. 식이요법으로 치료할 수 있는 환자들에게 약을 사용하고 수술을 하는 바람에 오히려 환자가 죽어가고 있다."고까지 말하며, 잘못된 식생활로 인하여 혈액과 기(氣)가 탁해져서 성인병이 증가하며, 근래에는 어린이들에게도 소아백혈병, 소아비만, 소아당뇨, 심지어는 뇌졸중 같은 성인병의 발생 빈도가 현저하게 증가했다. 또한 식이와 면역체계와의 관계를 연구하는 자우페이 첸 박사는 "좋은 식이섭취란 자연 상태의 식품을 말하는 것이지 결코 화학적인 추출과 정제과정을 거친 가공식품이 아니며, 반드시 식물성 식품이어야 한다."고 말한다. 예를 들면 자연 상태의 오렌지에 함유되어 있는 비타민C는 항산화제로 작용하지만, 화학 물질로 오렌지에서 추출한 비타민C는 자연적인 성질이 파괴되어 인체에 질병을 야기할 수 있다. 다행스러운 것은 식습관을 육식에서 채식으로 바꾸고, 다양한 야채와 과일을 위주로 먹으면 면역체계를 증강시킬 수 있으며, 아울러 적당한 휴식과 운동 그리고 긍정적인 사고방식을 갖는 생활습관을 유지한다면 현대인의 질병에 대한 불안감은 거의 해소할 수 있다. 그런 의미에서 발효음식이 위주인 한식은 최상의 음식이며, 우리의 건강을 지켜줄 수 있는 한식을 조상 대대로 주식으로 삼아 온 우리나라 국민은 참으로 복 받은 민족이다.

건선을 앓고 있는 성인 환자를 진료하다 보면, 마땅한 치료 방법이 없어서 손을 놓고 막연히 기다리는 분들이 많은데 참으로 안타깝기 그지없다. 하지만 현재까지 온갖 방법에도 치료가 안 되었다면, 지금껏 본인들이 치료와 관리를 해 오던 방법이 본인에게 맞지 않았거나 잘못된 방법이었다는 것을 알아야 하는데도 불구하고, 대개는 이러한 사실을 간과하고 있는 경우가 의외로 많다. 그리하여 새로운 방법을 권했을 때 믿고 따라올 수 있는지의 여부가 치료의 중요한 관건이 된다. 단지 오랜 기간의 잘못된 치료와 약물의 오남용으로 인하여 심하게 손상된 피부의 새살 증식 기간이 길어져서 오랜 시간이 소요될 뿐이다. 건선은 나이와 세대를 넘어 국가적인 질환으로 인식하고 정부 차원에서 치료에 혼신의 힘을 다해야 할 시점에 와 있다.

현재까지 의학적으로는 건선의 원인이 정확히 밝혀져 있지 않지만, 대체로 유전, 환경, 음식의 세 가지 부류로 크게 나눌 수 있다. 하지만 유전, 환경, 음식 중에서 어느 하나의 원인으로 건선이 발생하는 경우는 거의 없고, 궁극적으로는 세 가지 원인이 모두 복합적으로 작용하여 발병하는 것으로 파악한다. 하지만 필자의 견해는 조금 다르다. 유전, 환경, 음식과 기타 여러 가지 원인이 복합적으로 작용하여 건선이 발병하고 악화시킨다는 말은 맞지만, 보다 근본적으로는 환자 개개인의 면역기능의 문제로 생각한다. 만약 위에 열거한 원인들에 의하여 건선이 발병한다면 한집안에서 생활하는 형제자매는 조건이 거의 동일하므로 모두 같이 발병해야 하는데, 한집안의 형제들 중에도 건선의 발병

여부는 사람에 따라 다른 것을 보면, 건선의 보다 근본적인 발병 원인은 환자 개개인의 면역기능의 문제라는 것을 알 수 있다. 다만, 건선의 유발요인은 유전, 환경, 음식의 세가지 요소가 복합적으로 작용하는 것으로 본다. 물론 형제가 모두 발병하는 경우도 있지만, 형제 중에 한 명만 발병하는 경우가 더욱 많은 것을 보면 역시 환자 개개인의 면역기능의 문제임을 알 수 있다. 따라서 건선의 원인은 환자 개개인의 변역기능의 문제이고 유전, 음식, 환경의 3요소가 유발요인으로 작용하는 것으로 파악하며, 발병 이후에는 유전적인 면을 개선시킬 수는 없고, 환경적인 면은 그나마 일부라도 조절이 가능하며, 다만 먹을거리만큼은 선택하여 먹을 수 있으므로 치료과정에서는 환경적인 면과 먹을거리에 대한 주의가 필요하다고 하겠다.

03

서양의학적인 건선의 치료

1. 건선의 종류와 예후

건선의 종류 및 특성은 다양하지만, 대개 건선이 가장 심하게 발현한 부위의 발진의 모양, 크기, 발생한 부위에 따라 아래 설명과 같이 분류한다. 처음에는 물방울 크기(물방울 건선)로 작게 시작하여 동전 크기로 성장한 후, 주위에 있는 여러 개의 건선이 합쳐지는 판상건선이 이루어지고, 이보다 더 커져 큰 판을 형성하면 대판상 건선이라고 한다. 건선의 발진은 대개 몸에서 대칭으로 오는 경우가 많은데 주로 무릎, 팔꿈치, 머리 등에 처음으로 나타난다. 건선의 치료 경과가 호전되는가 악화되는가는 위의 형태 변화 중 중요한 세 가지를 관찰하여 판단한다. 즉, ① 피부 위에 덮인 피부 각질의 크기와 양의 감소 정도, ② 붉은색의 정도가 엷어지는가의 여부, ③ 건선 부위 피부의 두께가 얇아지는 정도 등의 세 가지 요소를 본 후에 결정하게 되지만, 건선이 침범한 피부의 크기가 피부 전체 중 어느 정도(몇 %)를 차지하느냐도 물론 중요하다.

다음의 설명은 다양한 종류의 건선 중에서 전형적인 특성을 보여 주는 것에 대한 것이며, 특이한 점은 건선의 종류는 매우 다양하고 오랜 기간 동안 붉게 변하거나 호전과 악화를 반복한다는 것이다. 또한 피부의 어느 부위에서나 나타날 수 있으며, 한 가지 형태에서 다른 종류로 변할 수도 있고, 혹은 여러 종류의 건선이 동시에 나타날 수도 있다.

1) 물방울 건선

초기 건선으로 소아와 청소년기에 0.5~1.5cm 정도의 물방울 모양의 건선이 몸통과 사지에 산재되어 나타나고 발병률은 20% 미만이며, 연쇄상구균의 상기도감염(감기, 편도선염, 인후염 등) 후에 잘 발생한다는 특징이 있다. 광선치료와 국소도포가 주된 치료 방법이며, 감염이 있을 경우에는 항생제 치료를 병행한다. 감염이 재발하면 건선도 재발할 가능성이 있기 때문에 치료에 어려움이 있으며, 바이러스 감염 및 약물에 의해서도 발생할 수 있다. 물방울 건선은 건선의 초기 증상으로 비교적 예후가 좋은 건선이다.

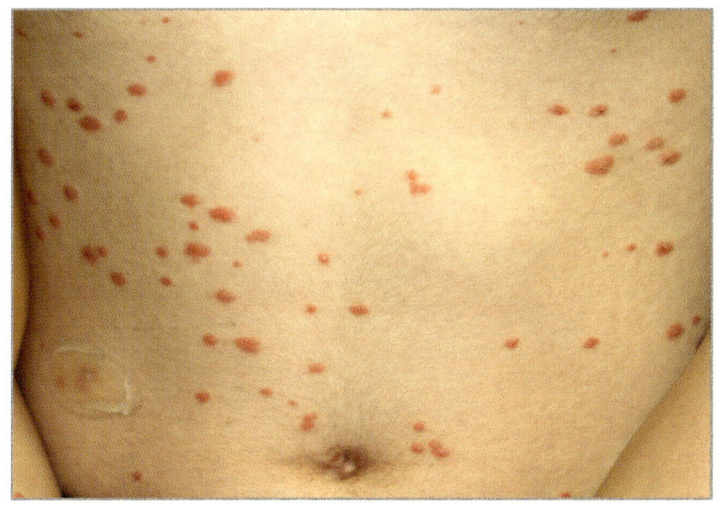

2) 판상 건선

대부분의 경우에 물방울 건선의 크기가 커져서 인접해 있는 건선들이 서로 통합되어 판상(板狀, 크기가 5cm 이상)으로 발전하는 것으로 발병률은 85% 정도이며, 주로 팔꿈치, 무릎, 몸통, 머리, 다리에 나타난다. 성인에게 많고, 대개 두꺼운 각질로 덮인 크기가 큰 홍반성 판으로 나타나는 특징이 있다. 치료 방법으로는 국소 스테로이드, 비타민A 및 D 유도체의 국소도포, 광선치료 등이 복합적으로 이용되고, 중증 이상에서는 전신치료를 필요로 한다. 임상에서 주로 연구되는 가장 흔한 형태의 건선이지만, 넓은 부위에 건선이 침범하기 때문에 많은 양의 국소도포제가 필요하다는 어려움이 있다.

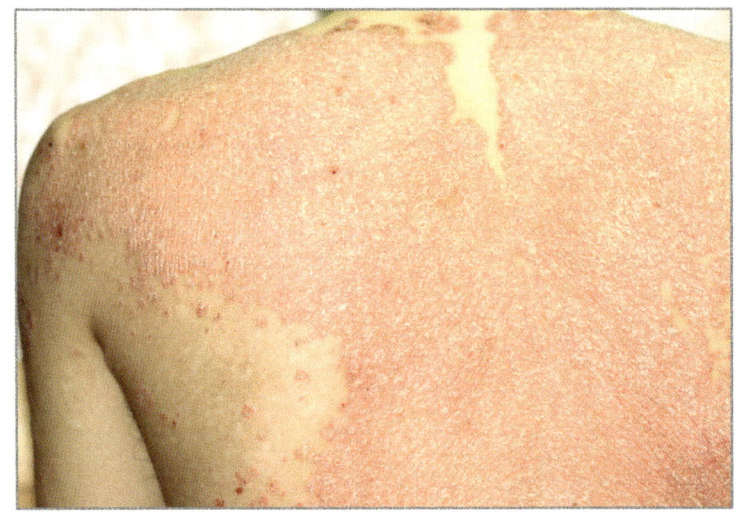

3) 두피 건선

　두피에 나타나는 건선으로 발병률이 50% 이상이지만, 발병부위가 머리속이기 때문에 건선의 크기가 작을 때는 머리카락으로 인하여 발견하기가 쉽지 않으며, 건선의 발병을 알았을 때는 이미 판상건선으로 커져 있는 경우가 많으며, 일반적으로 인설이 덮여 있고 붉은 환부로 나타나는 판상 건선의 양상이다. 액체 형태의 국소 스테로이드, 타르, 비타민D 유도체의 국소도포, 두피기름, 각질연화제 등을 치료 방법으로 사용하지만, 머리카락 때문에 크림과 연고를 도포하기가 쉽지 않다. 두피 건선은 초기에는 지루성 피부염과 유사하여 구분이 쉽지 않으며, 항진균제에도 반응한다.

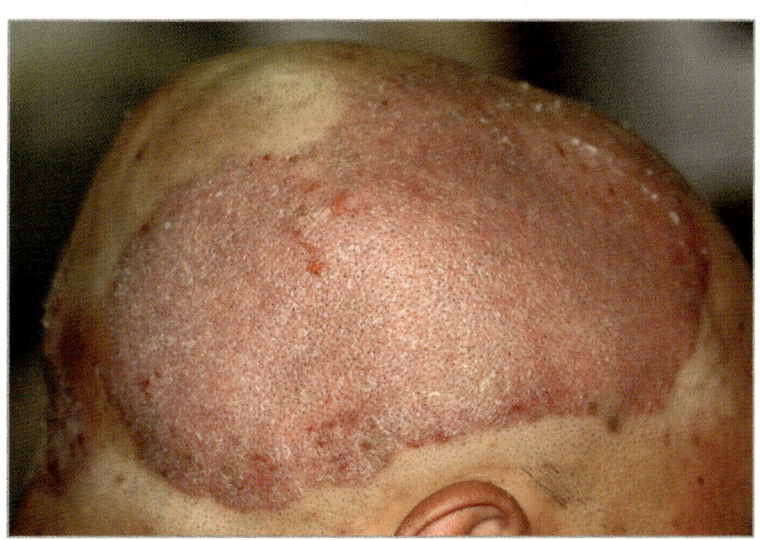

4) 손·발바닥 건선

성인의 손·발바닥에 각질이나 과각화증 또는 농포가 특징적으로 나타나는 건선으로 발병률은 3~4% 정도로 미미하다. 손·발바닥은 피부가 두꺼워서 연고나 크림 같은 외용제의 흡수율이 떨어지므로 강력한 국소 스테로이드, 비타민A 유도체, 타르, 국소 광선치료 등의 치료법이 있고, 무엇보다 자극을 방지하는 것이 가장 좋은 방법이지만 손발이라는 특성상 자극이 없을 수는 없다. 특히 손·발바닥은 피부가 두꺼워 약제의 침투력이 저하되고, 잦은 세척 및 외상에 의해 증상이 악화되기 때문에 치료가 힘들고, 따라서 약제를 도포한 뒤에는 밤 동안에 손발을 밀봉하는 것이 좋으며, 국소 PUVA가 도움이 되기도 한다.

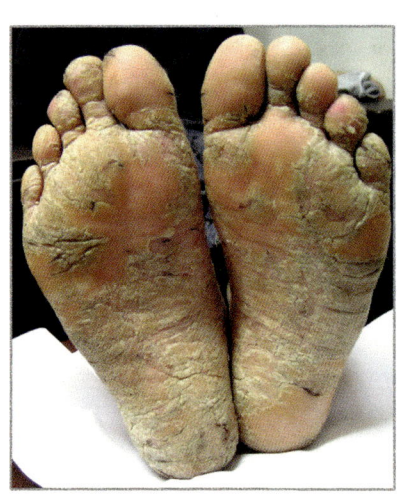
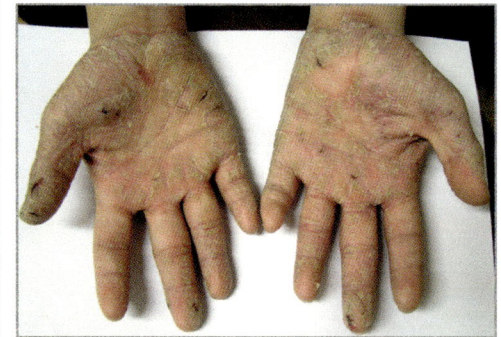

5) 간찰부 건선

　주로 성인의 겨드랑이와 서혜부 및 여성의 유방 아래와 같은 살이 접히고 맞닿는 간찰부위에 나타나고, 발병률은 3~4% 정도로 미미하다. 전형적으로는 인설이 거의 없이 부드럽고 붉게 나타나며, 문지르거나 땀이 날 때 가려울 수 있다. 맞닿는 피부의 접촉으로 인설은 거의 없으나 피부가 계속 자극을 받으므로 예후가 좋지 않다. 스테로이드제나 면역조절제를 국소에 도포하는 치료방법이 있으며, 곰팡이 감염이 있으면 항진균제도 병행한다. 피부가 접히는 간찰부위는 피부가 얇고 연약하여 약물의 흡수율이 높아서 스테로이드 부작용에 예민하기 때문에 치료가 쉽지 않다. 간찰부위의 냄새를 제거하기 위하여 화학 성분인 방취제를 사용하거나 몸에 꼭 끼는 옷을 입으면 피부가 자극을 받아서 좋지 않다.

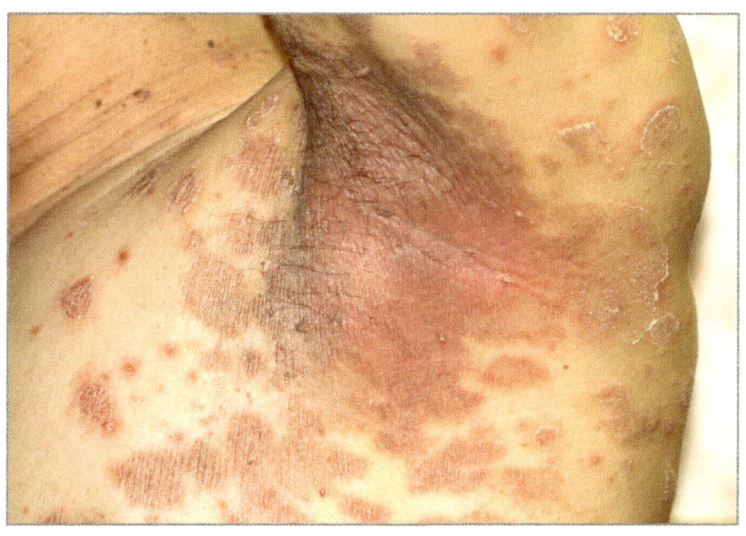

6) 농포성 건선

　전신성 농포성 건선은 아주 드문 극심한 형태의 건선으로 무균성 농포(고름 물집)가 전신에 걸쳐 나타나고, 대개 고열, 관절통, 백혈구 증가, 권태감 등의 전신증상을 수반하며, 치명적인 경우가 많고, 치료도 저항성으로 인하여 호전과 악화를 반복하는 경우가 많다. 반면에 국소성 농포성 건선은 무균성 농포가 손·발바닥과 손발톱 주위에 나타나며, 다른 부위의 피부에도 건선이 나타나고, 치료는 저항성으로 인하여 장기간에 걸쳐 진행된다. 농포는 염증이 아니므로 전염되지 않고, 홍반 → 농포 → 인설 → 홍반의 사이클을 갖는 경향이 있다. 국소성인 경우는 세균감염과 관련되어 있지만 감별이 아주 어렵고, 독립된 질환으로 설명하기도 한다. 유발 인자나 치료의 급격한 중단(경구 스테로이드의 복용 중단) 후에 발생하는 특징이 있으며, 다양한 치료방법을 시도하지만 건선 중에서도 아주 중증으로 치료하기가 어렵다.

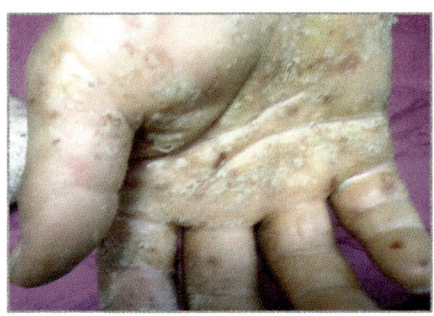 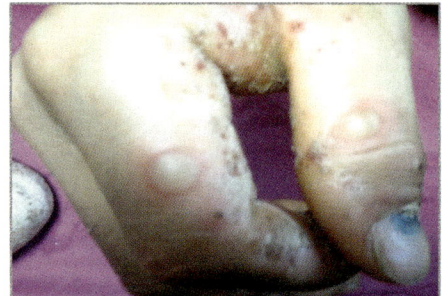

7) 홍피성 건선(박탈성 건선)

만성 건선에서 생기거나 드물게는 처음부터 박탈성으로 나타나며, 전신에 걸쳐 미세한 인설(鱗屑)이 광범위하게 붉은색을 띠며 생기고, 심한 가려움증과 고통이 따르고, 홍피증과 발열, 관절통, 부종 같은 전신 증상을 수반하기도 한다. 인설이 급격하게 박리되며, 발열증상과 함께 체액의 손실이 광범위하게 일어나므로 즉시 입원이 필요하다. 경구 스테로이드의 복용을 중단하거나 광선 치료에 의한 화상 후에 자주 발생하는 심각한 질환이다.

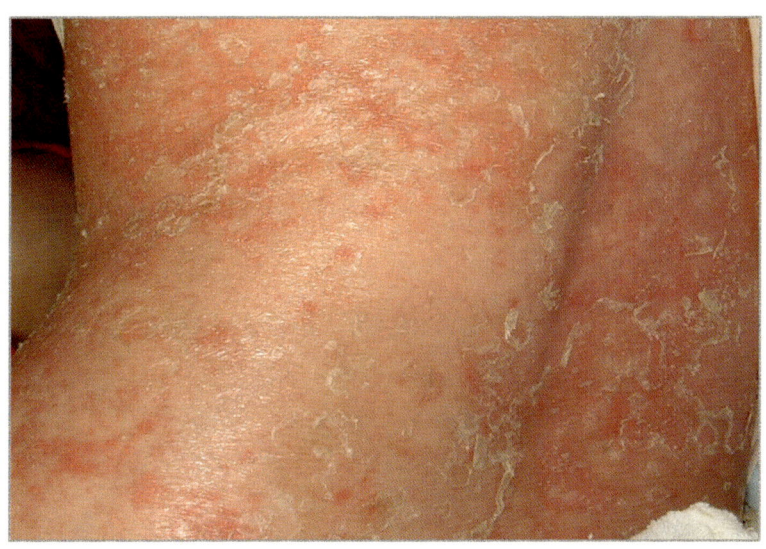

8) 손발톱 건선

심한 건선이나 관절에 건선이 생긴 경우에 자주 발생하고, 치료하기가 아주 어렵고 치료율도 낮은 난치성 건선이다. 증상은 손발톱 하부에 갈색 반점이 나타나고, 손발톱이 박리되며, 손발톱의 움푹 패임이나 변형 등이 생긴다. 치료는 스테로이드를 국소 도포한 후에 밀봉하거나 손발톱 바닥에 스테로이드를 국소 주사하는 방법이 있다. 치료의 어려운 점은 국소에 도포한 스테로이드제가 손발톱 바닥으로 거의 침투를 못 하며, 주사의 경우는 마취를 하더라도 통증이 극심하여 치료 자체를 거부하는 경우가 있다는 것이다. 볼이 넓은 신발을 신는 것이 좋고, 전신치료제가 도움이 될 수도 있다.

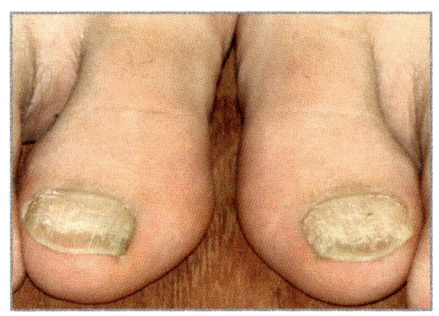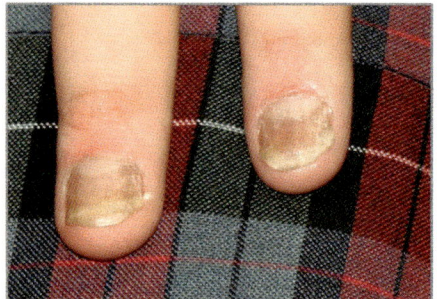

9) 건선성 관절염

건선이 관절, 특히 손가락이나 척추의 하부 관절에 많이 발생하여 관절염을 유발하는 중증의 건선으로 발병률은 10% 정도이며, 염증과 부종을 수반하고, 관절의 뻣뻣함과 고통을 수반한다. 이런 건선성 관절염의 경우에 관절 손상이 영구적일 수 있는 아주 중증의 건선이다. 치료는 관절통을 치료하기 위한 소염제와 전신치료를 병행하여 지속적으로 치료해야 하며, 류머티즘 전문의와의 협진이 필요하다.

10) 성기 건선

간찰부 건선의 한 형태로 성인과 영아의 서혜부와 성기에 생기는 건선으로 각질이 적은 홍반을 특징으로 하며, 발병률은 3~4% 정도이다. 서혜부나 성기 주위는 피부의 흡수력이 높아서 약한 국소용 스테로이드나 면역조절제를 국소에 도포하는 치료를 하지만, 스테로이드의 부작용에 대한 위험이 커서 치료가 까다롭고 어렵다.

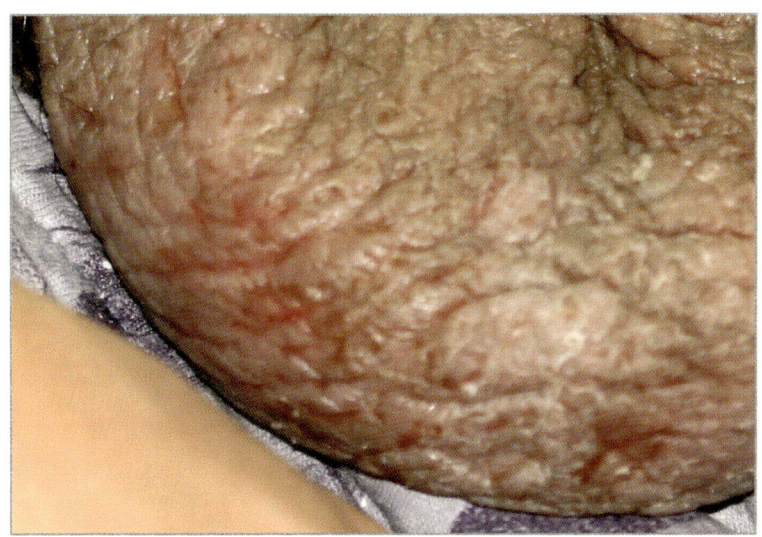

2. 스테로이드제의 사용

서양의학적인 건선 치료의 목표는 건선을 유발시키는 피부세포의 빠른 성장을 느리게 하고, 증상을 완화시키는 것이다. 건선의 치료법은 스테로이드제가 위주인 국소치료제, 전신치료제, 광선(자외선)요법, 복합요법, 마지막으로 최근에 개발되고 있는 생물학적 제제(선택적 면역억제제) 등 크게 다섯 가지 정도가 있으며, 일반적인 치료 순서는 국소치료제로 시작하여 국소치료제가 효과가 없으면 광선치료나 PUVA요법(광화학요법)을 사용하게 된다. 만약 PUVA요법이 효과가 없으면 전신치료제로서의 경구 복용약을 사용하며, 중증의 건선은 국소치료제와 자외선요법을 병행하게 되고, 여러 가지 요법을 복합적으로 사용하게 된다.

국소치료제에는 Corticosteroid 연고라고 불리는 스테로이드제, Tar, Anthralin, VitaminD3, 국소 PUVA요법 등이 있다. 국소도포제 중 대표격인 부신피질호르몬인 스테로이드제를 흔히 '양날의 칼'이라고 말하는데, 그 이유는 가장 효과적이고 신속하면서도 부작용이 가장 많기 때문이다. 효과적이라는 것은 신속하게 염증, 가려움, 피부세포의 증식을 억제시키는 탁월한 면을 말하지만, 그 효과는 짧게는 2~3일에서 3주 정도까지이고, 약효가 끝나면 그전보다 증상이 악화되거나 피부위축, 모세혈관확장, 약물내성 등의 부작용이 매우 심각하다.

다양한 강도의 부신피질스테로이드 크림이나 연고가 건선 치료에 사용되는데, 약한 것이 효과가 없으면 좀 더 강력한 크림을 처방하게 된다. 부신피질스테로이드제는 강도에 따라 1~7등급까지 7단계로 분류한다. 건선을 치료하기 위해서 크림을 사용하다가 증상이 좋아지면 의사는 더 순한 크림을 추천하거나 덜 자주 사용하기를 권하며, 약물 내성이 진행되는 것을 막기 위해 종종 사용량을 늘리기도 한다. 경증에서 중등도까지의 건선에는 가벼운 국소 부신피질스테로이드 크림을 사용하고, 강력한 크림은 만성이나 중증의 판상 건선에 사용되며, 스테로이드제를 내복하는 것은 잠재적 부작용이 심각하기 때문에 드물게 사용된다.

모든 국소 스테로이드제는 피부와 면역세포의 스테로이드 수용체와 결합하여 염증반응을 조절하는 작용을 한다. 이들 제제의 차이점은 효능의 강도와 약제의 농도, 스테로이드 약물을 운반하는 매개체로 작용하는 혼합물질이 다르다는 것이며, 현재는 80여 종 이상의 스테로이드제가 사용 가능하다. 경증의 건선에서 국소 스테로이드는 대부분의 환자에게 가장 먼저 사용하며, 스테로이드는 약효, 성분, 용량 등에 따라 크림, 로션, 연고 등 다양한 형태로 사용 가능하다. 여러 형태의 외용제 중에서 오일을 바탕으로 한 연고(ointment)가 가장 약효가 강한데, 이는 오일이 피부에 방어벽을 형성하여 잘 씻기지 않기 때문이다. 국소 스테로이드는 사용이 간편하여 단기간 사용하면 좋지만, 불행하게도 사용이 오래 지속되면 효과는 감소하고, 고용량으로 사용하면 염려되는 여러 가지 부작용이 나타날 수 있다. 국소 스테로이드 사용의 다른 심각한 부작용은 스테로이드가 전신으로 흡수되는 것이며, 피부로 침투한 스테로이드가 혈류를 통해 전신으로 흡수되어 나타나는 부작용은 스테로이드제의 강도(효능)가 강력하고 사용량이 많을수록 잘 나타난다. 스테로이드가 혈중으로 흡수되면 체내의 스테로이드 생성을 억제하여 생기는 부작용 때문에 효능이 강한 스테로이드제는 제한된 경우에 간헐적으로 사용하거나 엘리델, 프로토픽 같은 비스테로이드제와 병행하는 경우가 많다. 또한 스테로이드제의 부작용은 영구적일 수 있으므로 스테로이드제를 사용할 때는 약의 형태, 강도, 용량, 사용 기간 등을 파악하여 부작용 발생을 염두에 두고 있어야 한다. 치료에 고용량이 필요하거나 강도(효능)가 강력한 스테로이드가 필요하다면 다른 비스테로이드계 국소치료제를 추가하는 것이 좋다. 따라서 국소 스테로이드를 사용할 때는 다음과 같은 사항을 주의하면 시간, 비용, 부작용의 발생을 줄일 수 있다.

- 피부 부위에 국한된 피부병변은 의사의 지시에 따라 한 가지 국소 스테로이드제만을 사용하는 것이 바람직하다.
- 가능하면 건선 병변이 있는 피부에만 사용해야 하고, 정상 부위에는 사용하지 않는다.
- 약은 피부와 접촉하는 부위의 것만 흡수되고 나머지는 옷과 다른 곳에 묻게 되므로 너무 두껍게 바를 필요는 없다.
- 피부가 건조하면 스테로이드 도포 후 보습제를 사용하도록 한다.
- 국소 스테로이드의 사용 기간과 사용량을 알고 있어야 한다. 또한 약의 효과가 얼마 동안 지속되는지, 언제부터 효과가 감소했는지도 파악하고 있는 것이 도움이 된다.

국소 스테로이드를 장기간 사용하면 내성이 생겨서 효과가 감소하게 된다. 스테로이드제에 저항성이 생긴 경우 더 강도가 센 스테로이드를 사용하면 효과가 좋아질 수는 있지만, 스테로이드의 강력한 효과에 도취되어 점점 강력한 효능의 스테로이드를 사용하다 보면, 결국에는 가장 강력한 스테로이드제조차도 효과가 없는 지경에 이르게 되므로, 그러기 보다는 일정 기간 스테로이드제의 사용을 중단하고 다른 약물을 사용하는 것이 좋다. 대개는 국소 스테로이드제와 다이보넥스나 타자로텐 같은 다른 국소 치료제를 함께 사용하는 것이 효과가 좋다. 밤과 낮에 서로 다른 약을 사용하거나 주중과 주말에 사용하는 약을 달리하는 방법도 있다. 건선의 치료 방법에는 두 가지 이상의 약품을 혼합해서 크림이나 로션, 연고 등으로 만들어 사용하는 혼합제제 요법이 있다. 혼합제제는 많은 약제를 혼합할 수 있으며, 로션이나 크림 중 환자가 선호하는 형태로 사용할 수 있다는 장점이 있는 반면, 가격이 비싸고 여러 형태로 만들 수 있는 약제가 제한된다는 단점이 있다. 일반적으로 아래 중에서 두 가지 이상을 혼합하여 사용한다.

- 염증을 치료하기 위해서 사용하는 국소 스테로이드제
- 인설(鱗屑)을 감소시키기 위해서 사용하는 살리실산(salicylic acid)
- 가려움증을 감소시키기 위해서 사용하는 멘톨(menthol)이나 페놀(phenol) 성분
- 염증 치료나 병변의 두께를 감소시키기 위해서 사용하는 타르 성분

스테로이드제가 얼마나 강력하게 작용하는가의 문제는 어떤 등급의 제제를, 어느 부위에, 얼마 동안 사용했는가에 의하여 결정된다. 외용제의 효능은 얼마나 피부에 잘 흡수되는가에 달려 있지만, 스테로이드제의 사용은 단기간의 효과와 부작용 때문에 사용이 제한되어 있다. 스테로이드 크림은 가볍거나 중등도의 건선의 경우 단기간의 완화에는 효과적이어서 두껍고 붉은 건선반을 얇고 납작하게 만들어 더 편안하고 덜 보이게 해 주고, 높은 강도의 스테로이드제는 무릎이나 팔꿈치 같은 두꺼운 부위에도 효과가 있다.

일반적으로 흔히 나타나는 스테로이드제의 부작용으로는 피부가 얇아지고 확장흔적(stretch mark)을 남기며, 피부에 색소침착이나 멍이 잘 든다. 스테로이드제의 사용을 중단하면 건선의 증상이 빨리 재발되고 국소적 작열감, 소양감,

건조, 홍반 등이 나타난다. 내과적인 부작용은 스테로이드 내복약과 주사제로 일어나는 부작용으로 장기간 또는 잘못 사용하면 얼굴이 보름달 모양으로 둥글게 되는 쿠싱증후군이 나타날 수 있고, 뺨이 붉게 변하고 목 뒤에 지방질이 쌓여 불룩 튀어나오며, 팔다리는 근육이 약해져 가늘어지고 복부는 비만하게 될 수 있다. 임산부가 분만 후 피부가 트는 것처럼 피부에 붉은색 선조가 나타나고, 피부가 약간만 스쳐도 멍이 잘 들고 뼈가 약해져 쉽게 골절이 된다. 당뇨병과 고혈압의 원인이 되기도 하고, 위점막의 혈액을 차단하여 위염이나 위궤양을 유발하기도 하며, 인체의 면역기능을 억제하여 각종 세균에 쉽게 감염될 수 있다. 더구나 장기간 사용하면 인체 내에서 자연적으로 생성되는 당질코르티코이드의 생산이 중단되고, 더 나아가 생산 공장인 부신이 위축되면 스테로이드를 생산할 수 없으며, 이때 외부에서 투여하던 스테로이드를 중단하게 되면 스트레스를 이기지 못해 혼수상태나 사망에까지 이를 수 있다. 외과적 부작용은 스테로이드제를 장기간 사용해서 나타나는 부작용으로 피부가 얇아지고, 피부가 늘어난 자국, 줄 등이 생기고, 혈관이 확장된다. 피부감염이 쉽고, 상처가 잘 생기고 찢어지며, 입 주변에 발진이 생기기도 하고, 알레르기, 백내장, 녹내장을 유발하기도 한다.

3. 건선 치료에 사용되는 국소용 스테로이드제의 종류와 강도 및 부작용

국소용 스테로이드의 부작용은 대개 경미하지만, 일부 제제는 심하고 치명적이어서 영구적인 피부 변화를 일으킬 수도 있다. 국소 부작용으로는 발적(發赤), 가려움증, 피부를 찌르는 느낌, 화끈거림, 상처 치유 저해, 피부 감염의 악화, 피부가 얇아짐, 알레르기 반응 등이 있지만, 약의 사용을 중단하면 대부분 사라진다. 스테로이드를 장기간 고용량으로 사용하여 전신으로 흡수될 경우에는 부신 기능을 억제하여 체내 수분 저류, 체중 증가, 골밀도 감소 등의 증상을 일으킬 수도 있다. 예로 1주에 50g의 clobetasol propionate(가장 센 강도, 더모베이트와 베타베이트연고)를 국소 스테로이드제로 사용하면 전신 체내에서 흡수된 성분을 검출할 수 있다. 또한 국소 스테로이드제를 도포한 피부를 밀폐하면 약물의 흡수를 증가시켜 효과를 높일 수는 있지만, 부작용 가능성을 더욱 높일 수도 있으며, 국소 부작용과 전신 부작용은 스테로이드의 사용 부위가 넓어질수록 더욱 뚜렷해진다. 하지만 다른 치료 없이 국소 스테로이드 사용을 중단하면 일부에서 건선이 급격히 악화될 수 있다.

(1) Calcipotriol(상품명 다이보넥스, Daivonex)

다이보넥스(calcipotriol)는 건선 치료약제로 미국 FDA의 승인을 받은 비타민D 유도체로 0.005% 농도의 크림, 연고, 용액의 세 가지 형태로 사용된다. 국소 도포 후에 가려움증, 화끈거림, 발적(發赤), 광과민성이 발생할 수 있으며, 장기간 사용하면 피부가 얇아지거나 피부 건조증이 발생할 수 있다. 소아나 신체의 광범위한 부위에 다이보넥스를 사용하면 전신 흡수가 일어나서 혈중 칼슘치가 상승할 수 있어 주의를 요한다. 그러므로 소아, 얼굴과 눈 주위, 점막 부위 같은 침투율이 높은 부위에는 사용을 피해야 한다.

(2) Tazorac(상품명, Tazarotene)

Tazarotene은 건선, 여드름, 일광에 의한 광노화(光老化)의 치료제로 미국 FDA의 승인을 받은 비타민A 유도체이며 0.05%와 0.1% 농도의 젤과 크림형태로 사용된다. Tazarotene은 각질형성 세포의 증식과 분화를 조절하여 항염증 작용을 수행하여 건선 치료에 효과를 나타낸다. 단독으로 사용해도 효과가 있지만 국소 스테로이드, 광선치료, 다이보넥스 등과 함께 사용하는 것도 효과적이다. 가장 흔한 국소 부작용은 피부자극 증상이며, 심해지면 피부가 붉어지고 가려움이 심해서 벗겨질 수도 있다. 전신에 흡수되면 기형을 유발할 수 있으므로 가임기 여성에게 사용할 때는 반드시 임신 테스트를 하는 것이 좋다.

(3) 타르와 타르 유도체[Crude Coal Tar, Anthralin, LCD(Liquor Carbonis Detergens)]

콜타르(coal tar), 안스랄린(anthralin), LCD(Liquor carbonis detergens)와 같은 타르 유도체는 세포분화를 억제하는 작용을 가진 국소도포제의 하나로 건선의 치료에 사용되지만, 피부 자극 증상이 있을 수 있으므로 짧은 시간 사용한 후에 잘 씻어 주어야 한다. 국소 도포 후 10~30분 후 씻어 내거나 크림이나 연고를 자기 전에 바르고 아침에 씻어도 되지만, 손에 묻은 약제는 곧바로 씻어야 한다. 안스랄린은 1876년에 처음으로 건선 치료에 효과가 입증된 이후 DNA합성 억제와 세포성장 억제의 효과를 내는 우수한 치료제로 사용되었으며, 장기 사용에 따른 피부 부작용이 스테로이드보다 적어서 효과적이다. 안스랄린은 피부가 접히는 부위나 손상된 피부에는 사용하지 않아야 하며, 안스랄린이 묻은 의류나 침구류는 얼룩이 남을 수 있으므로 즉시 세탁해야 한다.

(4) 프로토픽(Tacrolimus)과 엘리델(Pimecrolimus)

스테로이드의 부작용을 줄이기 위하여 비스테로이드제인 엘리델이나 프로토픽을 함께 사용하는 경우가 많은데 이들 제제도 부작용이 있다. 이들은 간찰부 건선(inverse psoriasis)이나 피부가 얇은 부위에 주로 사용되지만, 피부 자극이나 피부를 찌르는 듯한 증상이 생길 수 있으며, 이 증상은 사용 후 수 일 동안 지속되기도 하지만 전신 흡수는 잘 생기지 않는다. 또한 이들 제제는 면역기능이 정상인 2세 이상의 소아 및 성인 환자의 단기치료나 간헐적 장기치료에 효과를 보이므로, 현재 대체요법이나 기존 치료법에 효과가 없거나 내약성이 있는 환자들이 사용한다. 하지만 이 약의 장기 사용에 대한 안전성이 확립되지 않은 가운데 부작용에 대한 인과관계 또한 확립되어 있지는 않지만, 이 약을 사용한 환자에게서 드물게 악성 종양(피부암, 림프종 등)이 보고된 바 있으므로 모든 연령군의 환자에게 이 약의 지속적인 장기간 사용은 피해야 한다. 특히 2세 미만의 유·소아에게는 이 약의 안전성과 유효성이 확립되어 있지 않으므로 사용을 금지해야 한다. 식품의약품안전청은 2006년에 엘리델과 프로토픽의 의약품 수입품목 허가사항을 변경 지시하고 이들 제제의 잠재적인 발암 위험성 등을 경고하는 서한을 싣기도 하였다. 비스테로이드제인 프로토픽은 면역억제제로 5년 이상 장기 사용하면 발암 위험성이 증가하며, 특히 자외선을 조사하면 그 가능성이 더욱 증가하므로 노출되는 부위에는 사용하지 말아야 한다.

스테로이드는 원래는 인체 내에서 생리적으로 생산되는 부신피질호르몬이지만, 외부로부터 약의 형식으로 공급받아 체내에서 생산되는 부신피질호르몬의 역할을 대체하다 보면, 본래의 부신피질호르몬의 생산 기능이 점점 퇴화되며, 따라서 원래의 기능을 회복하는 데는 그만큼 시간이 오래 걸리고 치료 중간에 피부에 리바운드가 여러 번 찾아오기도 한다. 스테로이드의 용량을 줄여가면서 점차 스테로이드의 영향으로부터 벗어나고자 하는 행위를 흔히 '탈스테로이드'라고 말하는데 그 고통은 아주 극심하다. 국소도포제는 넓은 부위에 여러 가지 제제를 한꺼번에 바르거나 피부 장벽이 깨진 부위에 도포할 경우에 부작용의 위험이 크다. 어떤 사람에게 부작용이 생길지는 예측할 수가 없기 때문에 도포한 피부를 주의 깊게 관찰하는 것이 필요하다. 스테로이드제를 외용하여 증상의 완화를 유지할 수는 있지만, 일시적인 효과일 뿐이고 점차 강력한 스테로이드제를 사용해야 하는 고충이 있다.

그러므로 부신피질호르몬인 스테로이드제는 가능하면 사용하지 않는 것이 좋고, 불가피하게 스테로이드제를 사용한다고 해도 항상 부작용이 나타나는 것은 또한 아니며, 잘못 사용하거나 지나치게 많은 양을 사용할 경우에 나타날 수 있는 부작용이므로 참고해서 정확히 사용하여야만 한다. 스테로이드제의 신속하고 강력한 효과에 대해서는 이견(異見)을 가질 수 없겠지만, 그 신속한 효과의 매력에 빠져서 빠르고 강력한 치료만 찾다 보면, 나의 피부는 어느새 손댈 수 없을 정도로 악화되어 있고 더구나 전신의 여러 부위에 부작용이 나타나는 것을 발견하게 된다. 그때에서야 후회하면서 스테로이드제의 사용을 중지하려고 하지만, 탈스테로이드의 반응은 의외로 크고 심각해서 그 고통은 고스란히 감내해야 하고, 그래도 이미 때는 늦은 것이다. 스테로이드제는 이렇게 신속하고 강력한 효과가 있지만, 반면에 그 부작용도 아주 심각하여 스테로이드제를 흔히 '양날의 칼'이라고 부르는 것이다. 치료 방법의 선택은 환자 자신의 선택이므로 그 책임도 혼자서 짊어지고 가야만 하는 것이다.

4. 광선 치료

태양광선의 스펙트럼을 분석해서 보면 사람의 눈에 보이는 400~700nm 사이의 파장을 가시광선이라고 하며, 전체 햇빛의 약 35% 정도를 차지하며, 광학

기계나 여러 가지 계측기에 사용한다. 스펙트럼의 분석상 적색선의 바깥쪽 (700nm 이상)에 있는 전자기파를 적외선(赤外線)이라고 하며, 햇빛의 약 60%를 차지하는 열선(熱線)으로 뜨거운 열로 인한 온열이나 통증 치료에 응용한다. 또한 스펙트럼의 분석상 보라색의 바깥쪽(400nm 이하)에 있는 전자기파를 자외선(紫外線)이라고 하고, 햇빛의 약 5% 정도를 차지하고 열이 없으며, 화학적인 작용으로 인체 내에서 비타민D를 생성하여 면역력을 강화하고 각종 세균을 살균 및 멸균하는 작용이 있어서 의료용으로 광범위하게 사용된다. 이 중에서 피부질환에 사용하는 광선은 자외선의 파장에 따라 자외선A(UV-A, 320~400nm)와 자외선B(UV-B, 280~320nm)를 사용하는데, 일광 조사만으로도 호전되는 등 자외선 단독으로 효과를 내기도 하지만, 보통은 Tar나 안스랄린을 도포한 후에 자외선을 조사한다. 한편 자외선의 파장이 280nm 이하인 자외선C(UV-C)는 성층권에서 차단되어 들어오지 않는다. Tar를 도포하고 자외선B를 조사하는 것이 기초 치료법이며, 안스랄린은 자체로도 우수한 효과가 있지만 자외선B를 부가적으로 조사하면 그 효과가 증대된다. 때로는 Tar나 안스랄린 대신에 Petrolatum(바셀린)이나 미네랄 오일을 도포하여 피부에 투과되는 자외선의 양을 증가시키기도 한다. 건선 부위에 여러 파장의 자외선을 조사해 본 결과, 311nm 단일 파장이 매우 우수한 효과가 있어서 넓은 영역의 자외선보다는 311±2nm 단일 파장으로만 치료하는 방법이 있는데, 이를 단일파장 UVB광요법(Narrow Band UVB Phototherapy)이라고 한다. 최근에는 311nm 단일파장과 가까운 308nm의 파장을 방출하는 엑시머 레이저(Eximer Laser)가 개발되어 강한 광선을 일시에 조사해 줄 수는 있으나 조사면적이 좁은 단점이 있다. 자외선은 장기간 조사하면 피부노화나 피부에 손상을 줄 수 있으므로 중등도 이상의 환자에게 사용하며, 총 조사량을 줄이도록 노력하여야 한다.

자외선을 피부에 쬔 후 2~6시간이 지나면 홍반이 생기고, 12~24시간 후에는 최고조에 이르게 된다. 이 홍반이 없어지고 나면 각질의 탈피가 일어나는데 건선환자의 피부에서는 하얀 인설이 떨어져 나가면서 피부가 매끄러워지게 된다. 외용 연고의 치료에 반응하지 않는 만성 난치성 피부질환인 건선뿐만 아니라, 만성소양증, 결절성양진, 장미색비강진, 만성태선, 만성두드러기, 지속되는 아토피성 피부염의 가려움증 치료에 자외선B가 이용된다. 또한 자외선은 내분비기능을 조절하고 전신의 대사 활동을 증강시키며 면역기능을 향상시키는 작용까지 있어서 건선치료에 효과적이라고 평가되어 왔다. 다만 자외선 치료법은 여름에 증상이 악화되는 건선에는 쓰지 않고, 활동성인 폐결핵, 심부전, 간부전, 신부전, 갑상선 기능항진 등의 질병이 있거나 광과민성인 환자에게도 사용하지 않는다.

광화학요법(Photochemotherapy, PUVA요법)은 1974년에 Parrish 등이 광민감물질(광과민물질)인 psoralen을 복용하고 UVA를 조사하여 세포분화를 억제하는 방법으로 주당 2, 3회 시행한다. 부작용으로는 오심, 구토, 현기증 등이 생길 수 있고, 장기 치료하면 피부암 발생의 위험이 보고되어 있으므로 자외선의 총량을 줄이는 것이 필요하다. 미국 PUVA 연구회에서는 PUVA요법의 치료 대상 환자로 ① 다른 치료로 조절이 안 되는 심한 건선, ② 나이가 많은 환자에게 적합, 따라서 18세 이하는 PUVA요법의 사용을 금지함, ③ 건선이 인체의 30% 이상을 침범한 경우로 제한되어 있다. 금기 사항으로는 임신, 비소 섭취 전력, 방사선 치료를 받은 전력, 심한 광선 손상, 백내장, 심한 순환기질환자, 건선 치료를 위한 전신치료제 복용 환자, 피부암 환자, 면역력이 저하된 환자와 광과민 질환, 천포창이나 유사천포창, 악성 흑색종이나 그 가족력이 있는 경우를 들고 있다.

5. 전신치료와 기타 치료방법

전신치료제는 여러 가지 부작용 때문에 제한적으로 사용되며, Retinoid, Cyclosporine, MTX(Methotrexate) 등이 있다. 먼저 Retinoid는 비타민A의 합성 유도체인 Etretinate와 Acitretin(상품명: 네오티가손)이 효과적으로 쓰이고 있다. 그 작용기전은 완전히 규명되지는 않았으나, 각질탈락작용 및 DNA 합성 억제작용과 호중구의 표피유입 억제 등의 면역 조절능력이 보고되고 있어서 모든 건선에 사용된다. 부작용으로는 구순염, 피부건조, 피부박탈, 비출혈, 전신 가려움증, 간독성 등이 올 수 있고, 혈청지질이 상승할 수 있으며 간기능장애가 보고되어 있으므로 규칙적으로 간기능검사 및 혈청지질검사를 시행하면서 투여해야 한다. 동물실험에서 태아의 기형 유발이 입증되었으므로 가임 연령의 여성에 사용하였을 경우 약물 사용을 중단한 후라도 최소 2년간은 피임을 해야 한다.

강력한 면역억제제(항암약물)로 알려져 있으며, 면역억제 기능과 각질을 형성하는 세포의 증식을 억제하는 작용 및 세포 내 신호전달을 조절하는 효능이 있는 Cyclosporin은 건선 치료에 가장 빠르고 강력한 치료효과를 나타내지만 중단하면 2, 3개월 안에 재발하는 경향이 있으며, 활성 T세포의 억제제로 작용하여 강한 면역억제 작용이 있으면서 골수 독성이 거의 없는 장점이 있지만, 신장 독성이 가장 문제가 되며, 이들은 사용하는 약의 용량이나 사용 기간과 관계가 있다. 따라서 혈압과 혈청크레아티닌을 주기적으로 검사하면서 사용해야 한다.

MTX는 엽산길항제로서 건선성 관절염이나 농포성 건선 같은 약제에 반응하지 않는 전신성 건선환자에게 사용하며 DNA 합성을 억제하여 항건선 효과를 나타내지만, 신장으로 배설되므로 신장기능에 대한 검사를 치료 전후에 주기적으로 해야 한다. 간독성이나 빈혈, 백혈구 감소, 혈소판 감소 등의 혈액학적 부작용이 있고, 오심, 구토, 설사, 복통 등의 소화기 계통에 부작용이 있다.

최근 건선의 면역학적 기전이 알려짐으로써 이러한 기전의 각 단계를 선택적으로 차단할 수 있는 생물학적 면역억제제가 개발되고 있다. 이들은 선택적인 면역억제제이므로 기존의 약제에 비해 부작용이 훨씬 적고 효과의 유지 기간도 길며 매일 투약할 필요가 없다는 특징이 있으나, 아직은 매우 고가인 관계로 광범위하게 쓰이지 못하고 있다. 건선의 발생에는 T세포의 활성화가 가장 중요한 역할을 하는데, 최근 건선의 면역학적 병인이 밝혀진 후 이를 이용한 생물학적 제제가 개발되고 있다. 이들 생물학제제(Biologics)는 특히 건선성 관절염에 효과가 탁월하고, 기존의 약제들에 비하여 부작용이 적으면서도 치료효과가 유지되는 기간이 길며, 간편하다는 장점이 있다. 이들 치료법은 ① 병인이 되는 T세포의 제거, ② T세포의 활성화 억제, ③ TH_1/TH_2 비율의 균형 변화 유도, ④ TNF-α의 억제 등을 이용하고 있다. 이 중에서 2007년 2월 현재 미국 FDA의 승인을 받은 제품은 건선을 일으키는 T세포 수의 감소와 활성화를 억제하는 제제로서 Alefacept가 있으며, T세포 활성화를 억제하는 제제로서 Efalizumab이 있고, TNF-a 억제제로서 Etanercept와 Infliximab이 개발되었다.

근래에는 외용약과 광선치료 및 전신 치료법 중에서 두 가지 이상을 복합하여 건선을 치료하는 복합요법(Combination therapy)을 이용하기도 하는데, 그중에서는 자외선을 이용하는 광선치료가 기본이며, 이는 한 가지 방법으로 야기되는 부작용을 줄이고자 함이다.

만성질환인 건선을 빠르게 효과를 보면서 장기간 안전하게 치료하기 위해서 처음에는 강력한 치료를 하고 점차 호전됨에 따라 단계적으로 약한 치료로 바꾸어 가면서 사용하는 약을 달리하는 방법을 단계적 치료법(Sequential therapy)

이라 한다.

한 가지 치료법을 사용하다가 어느 시기가 되면 다른 치료법으로 바꾸는 방법을 순환요법(Rotation therapy)이라고 한다. 장기 치료를 요하는 만성 질환인 건선은 근본적으로 국소치료제, 광선치료, 전신치료제, 생물학제제 등을 순환하면서 치료해야 부작용을 최소화할 수 있다. 이때 가장 중요한 문제는 단일 약제에 대한 효과와 부작용 여부를 잘 참작하여 순환할 때의 우선순위와 기간을 정하는 것이다.

결론적으로 건선의 치료는 아주 어렵고 복잡하다. 건선의 치료는 사람마다 다르게 반응하며, 한 번 효과가 있었던 치료를 나중에 다시 시도하면 효과가 없는 경우도 있고, 반대로 처음 치료에는 효과가 없었던 치료법도 나중에 다시 시도하면 효과가 있는 경우도 있다. 많은 경구 복용약들은 간이나 신장에 손상을 주기도 하고, 암을 유발하는 심각한 부작용을 유발하기도 한다. 따라서 자신이 선택한 치료방법의 효능이 치료에서 오는 부작용의 위험보다 더 큰지를 확인해야 한다.

6. 비타민D와 피부와의 관계

70여 년 전에 구루병에 효능이 있는 것으로 밝혀진 지용성 비타민의 한 종류인 비타민D는 스테로이드 호르몬과 대사과정 및 세포 내 작용 기전이 매우 흡사하다. 비타민D는 '비타민'이라고 불리지만, 오히려 호르몬에 더 가깝다고 할 수 있다. 다른 비타민과는 달리 피부에서 합성되는 비타민D는 소장과 신장, 뼈 등의 조직으로 이동한 후 화학적 신호에 의해 생리기능을 조절하는 역할을 하기 때문이다.

햇빛의 선물인 비타민D는 식물이 광합성을 하듯 인체의 피부가 햇빛을 받으면 비타민D를 생성한다. 햇빛 속의 자외선 중에서 일정한 파장의 광선이 인체에서 비타민D를 형성하고, 그 비타민D가 인체를 건강하게 하고 활력이 넘치게 만든다. 햇빛에 의해 합성되는 비타민D의 양은 햇빛에 노출되는 시간이나 강도, 피부색, 나이, 계절, 입고 있는 의복 등 여러 가지 요인에 영향을 받는다. 또한 비타민D를 합성하는 데 유효한 자외선의 파장은 한정되어 있으며, 실내에서 유리창을 통해 들어오는 햇빛의 양으로는 비타민D를 생성할 수 없다. 또한 검은 피부는 햇빛으로부터의 손상을 막아 주지만 비타민D의 합성을 감소시키므로, 피부색이 검은 사람들은 흰 사람에 비해 햇빛에 노출하는 시간을 늘려야 한다. 그러므로 적도(赤道) 주변의 더운 지방에 사는 사람은 흑인이 많고, 추운 한랭성 지역에 거주하는 사람은 일반적으로 백인이 대부분인 것이다. 햇빛에 노출되면 비타민D가 생성되지만, 햇빛에 지나치게 노출되면 피부에 주름이 생기고 피부암을 유발할 수도 있기 때문에 현대인은 모자를 쓰거나 자외선 차단 크림을 발라 자외선을 차단한다. 그런데 햇빛 차단지수(SPF)가 8 이상만 되어도 피부에서는 비타민D의 합성이 제대로 이루어지지 않고, 더구나 외출을 거의 하지 않는 노인이나 공해로 일광이 차단된 도시인들, 일조량이 부족한 지역의 거주자, 야간 근무자나 지하에서 일하는 사람들도 비타민D의 결핍이 생기기 쉽다. 그렇다면 어떻게 해야 건강을 위한 충분한 비타민D를 얻을 수 있을까? 피부에서 비타민D를 충분히 합성하기 위해서는 자외선차단제 등으로 햇빛을 차단하기 전에 어느 정도 햇빛을 받는 것이 좋다. 즉, 햇빛이 좋은 날 손과 얼굴, 팔 등을 10~15분 정도 노출시키는 것만으로도 충분한 비타민D를 합성할 수 있다. 자외선 노출이 피부에 좋지 않다는 이유로 햇빛을 지나치게 피하는 사람들이 많지만 햇빛을 적당히 쬐는 것은 건강을 지키는 좋은 습관이라 하겠다.

　다른 비타민은 생체 내에서 합성되지 않으므로 부득이 외부로부터 섭취해야만 하지만, 비타민D는 자외선을 받으면 피부에 있는 7-dehydrocholesterol이 비타민D3(cholecalciferol)로 변환되는 특징이 있다. 현재는 provitamin D2에서 D7까지 발견되어 자외선의 조사로 D2~D7까지 얻어지지만, 그중에서 생물학적 활성이 높은 것은 D2와 D3이며, 일반적으로 비타민D라고 부르는 것은 비타민D3이다. 비타민D2는 식물성스테롤인 에르고스테롤에서, 비타민D3는 동물성 스테롤인 콜레스테롤에서 합성된다. 사람은 음식물에서 비타민D를 섭취할 뿐 아니라 체내에서 프로비타민D가 자외선에 의하여 비타민D로 전환되기도 하는데, 그 전환율은 나이가 들어감에 따라 피부에서의 비타민D의 생성 능력이 저하되어 70대가 되면 젊은 사람에 비하여 1/4 정도로 줄어들어 피부의 노화가 진행된다. 비타민D의 1일 권장량은 400IU이며, 섭취된 비타민D는 간(肝)에 가장 많이 저장되고, 다음으로 피부, 폐, 비장, 뇌, 뼈 등에도 저장되고, 지나치게 많이 섭취하면, 대변과 소변으로 배설된다. 일반적으로 햇빛에서 생성되는 비타민D는 유방암, 골다공증, 전립선암, 여드름, 건선 등이 생기는 것을 예방하고 치료하는 데 효과적이다. 또한 햇빛은 면역력을 증강시키고, 우울증에도 도움이 되며, 관절염에도 효과가 있는 것으로 알려져 있다. 햇빛 속에는 건강에 도움이 되는 광선도 있지만, '과유불급(過猶不及)'이라고 햇빛에 지나치게 노출되면 피부암, 기미, 주름, 피부화상, 광과민반응, 백내장 등을 유발하기도 한다. 2004년도에 경희대학교 강남한방병원에서는 폐경기 여성 50명을 대상으로 2주 동안 지속적인 UV-B를 조사한 결과, 혈중 칼슘의 농도와 비타민D3가 유의성있게 증가하였으며, 혈중 콜레스테롤은 유의성있게 감소하였다는 논문을 발표한

바 있다.

노인들과 햇빛이 부족한 겨울에는 피부 노화로 비타민D의 합성 능력이 떨어지기 때문에 인체에서 요구하는 양만큼의 비타민D를 합성할 수 없으므로 비타민D가 많이 함유된 식품이나 비타민D 보충제를 섭취하는 것이 좋다. 비타민D를 다량으로 함유하는 대표적인 식품은 생선간유(生鮮肝油), 말린 버섯, 정어리, 고등어, 달걀노른자 등이 있다. 특히 버섯은 말리는 과정 중에 햇빛에 의해 비타민D가 생성되므로 반드시 햇빛에 말린 것을 골라야 한다.

▣ 비타민D의 작용

① 칼슘과 인의 흡수를 촉진하여 조직 중의 인산을 칼슘과 결합시켜 뼈에 침착시킨다.

② 혈액 중의 칼슘 축적을 조정하는 부갑상선과 갑상선의 기능을 좋게 해 준다.

③ 구루병, 골절의 예방, 골다공증, 골연화증에 도움이 되고, 충치나 치조농루(齒槽膿漏)에 도움이 되어 치아건강에 필수적이며, 따라서 성장기 어린이의 치아와 뼈 형성을 돕는다.

④ 생식기능을 돕는다.

⑤ 면역증강작용이 있어 결핵의 예방과 치료에 효과가 있다는 연구 결과가 발표되었다.

⑥ 피부세포에는 비타민D receptor가 존재하여 건선에 유효하다.

⑦ 폐암, 췌장암, 대장암, 유방암 등에도 도움이 되며 암 예방에 효과가 있다.

⑧ 비타민 D의 공급이 충분하지 않으면 인체는 정상적으로 인슐린을 분비할 수 없으며, 당대사도 적절히 수행할 수 없다.

⑨ 말초동맥질환과 심장마비에도 도움이 된다.

04
한의학적인 건선 치료

1. 건선을 왜 한방에서 치료해야 하는가?

일반적으로 건선은 완치가 안 된다고 알려져 있으며, 따라서 서양의학적인 건선치료의 목표는 건선을 유발시키는 피부세포의 빠른 성장을 느리게 하고 증상을 완화시키는 데 있다. 불행히도 지금까지 개발된 치료법들은 면역세포의 기능을 영구적으로 조절하지는 못하며, 다른 자가면역성 질환처럼 면역반응을 억제하는 치료가 보편적으로 이루어지고 있는 실정이다. 건선의 치료법은 크게 다섯 가지 정도로 나눌 수 있는데, 국소치료제, 전신치료제, 자외선치료법, 복합요법과 마지막으로 최근에 개발되고 있는 생물학제제(선택적 면역억제제)가 있다. 일반적으로 건선치료는 부신피질호르몬제(스테로이드제), 다이보넥스, 타자로텐 같은 국소치료제로 시작하며, 이들 국소치료제가 효과가 없으면 PUVA나 광선치료를 사용하게 된다. 만약 그래도 효과가 나타나지 않으면 전신치료제로서 사이클로스포린 같은 경구복용약을 사용하여 치료한다. 심각한 건선은 타르나 안스랄린 다이보넥스 타자로텐 소랄렌 같은 약물을 광선(자외선)치료와 함께 사용하기도 하고, 최근에는 생물학적 제제를 사용하기도 한다. 그러나 어느 치료법도 안전하고 확실한 치료법은 없으면서 오히려 부작용이 만만치 않기 때문에 한의학적 치료를 찾게 된다. 일반적으로 서양의학에서는 건선은 완치가 안 되는 질환으로 보고 우선적인 목표를 증상의 완화에 두지만, 한방에서는 건선을 단순히 피부만의 문제로 보지 않고 인체 내부의 문제가 결국 밖으로 표출된 것으로 보아 피부 치료뿐만 아니라 면역기능을 개선하여 내부 장기의 음양균형을 함께 잡아주기 때문에 양약(洋藥)에서 오는 부작용을 피할 수 있고, 보다 근본적인 치료가 가능하다. 한의학에서는 건선의 원인이 되는 내부 장기의 문제를 함께 치료하기 때문에 증상이 완화된 후에는 재발하는 주기를 늦추어 주고, 증상을 가벼운 경중의 상태로 만들 수 있으며, 재발의 가능성을 낮추어 결국 완치에 가까이 갈 수 있게 된다. 치료기간은 증상의 심한 정도, 체질, 유병기간, 사용한 스테로이드제의 강도와 용량 및 기간, 다른 질환의 유무 등에 따라 달라지기 마련이다. 짧게는 2~3개월 정도 소요되고, 길게는 1년 이상이 소요되는 경우도 있으며, 치료가 끝났더라도 음식과 생활의 관리는 어느 정도 지속해야 재발을 막을 수 있다.

한약으로 건선을 치료하는 한의사 중에는 스테로이드제에 대하여 다음과 같이 세 가지 개념을 갖고 치료에 임한다. 첫째, 한약을 사용하면서 동시에 스테로이드제를 사용하도록 하면서 치료하는 경우로, 이는 말할 필요도 없이 한방만으로 건선의 치료에 확신이 없어서 스테로이드제를 병용하는 경우이다. 한방 치료와 스테로이드제의 치료를 병용하는 한의원에서의 치료는 권하고 싶지 않다. 둘째, 한방치료만을 고집하면서 스테로이드제의 사용을 절대로 금하는 경우로, 이런 분들은 체질적인 요인까지 포함하여 건선의 원인, 병리, 치료에 대하여 정확히 알고 있어야 가능하며, 정말로 한의학적인 학식이 뛰어나신 분

들이다. 그러나 극심한 탈스(탈스테로이드)반응을 이를 악물고 참고 이겨내야
만 하는 고통은 오로지 환자의 몫이다. 난치병인 건선을 치료하려면 아무리 힘
들어도 무조건 참고 기다리라고 말을 하지만, 그러한 면에서 좋은 방법으로 보
이지는 않는다. 셋째, 한방치료를 위주로 하면서 간혹 스테로이드제를 함께 사
용하도록 하는 한의사이다. 건선의 치료 중에 호전이 되면 한방으로 계속 치료
하고, 악화되어 환자가 정말로 힘들어할 때만 일시적으로 스테로이드제를 사용
하는 방법이다. 스테로이드제를 최소한으로 적절히 사용할 수 있다면 치료
가 훨씬 수월하다는 장점이 있다. 탈스반응이 극심하게 올라오면 간혹 피부과
에 의뢰하여 스테로이드제를 일시적으로 사용하게 하는 경우도 있다. 탈스반
응의 고통은 겪어 보지 않은 사람은 알 수 없을 만큼 고통스러우며, 일단 급한
불은 꺼서 사람이 살고는 봐야 하기 때문이다. 실제로 치료 과정 중에 탈스반
응을 견디지 못하고 포기하는 경우도 간혹 있다. 필자의 경우는 치료를 시작하
면 스테로이드제는 일단 중단하고 치료를 시작한다.

　건선도 아토피성 피부염과 마찬가지로 인체 내부의 면역체계 이상으로 생기
는 질환으로, 신창한의원에서 개발한 한약(潤皮淸, 윤피청)으로 치료를 시작하
면 초기에 커다란 각질들이 많이 벗겨지기 시작한다. 이는 호전반응으로 기존
의 각질 발생과는 다른 것이며, 벗겨진 자리가 붉어지게 되며 시간이 지날수록
점점 붉은 것이 사라져가게 되고, 하얀색을 띠게 되면서 호전되어 간다. 대부
분의 건선은 아토피만큼 가렵지가 않으므로 식이요법과 주의사항 준수에 있어
조금은 여유롭다. 간혹 업무상 과로와 스트레스, 지나친 과음 등 때문에 식이
요법에 실패해서 치료가 늦어지는 경우가 있고, 건선은 아토피보다 치료 속도
가 느린 경우가 많으므로 의사와 환자 간의 신뢰와 인내심이 필요하다.

▣ 건선의 한의학적인 진단과 치료 예후를 알기 위해 파악해야 할 사항

· 건선의 색상과 형태

· 건선의 위치와 최초 발생 부위 및 시기

· 건선의 상태는 어떤가?(각질의 두께와 양, 홍반, 농포의 정도)

· 체형(體形)과 진맥(診脈)

· 발한(땀)의 여부

· 수면의 정도와 불면증(잠들기 힘듦, 얕은 수면)이 있는가?

· 음주와 흡연 여부와 정도

· 평소의 성격(내성적, 외향적)

· 어느 계절에 심해지는가?

· 좋아하는 음식과 소화 여부

· 변비, 설사 등 대소변의 형태와 색

· 유사질환 구별하기: 각화증, 편평태선, 습진, 장미색 비강진, 유건선, 모공
  홍색 비강진, 등

· 손발의 한열(寒熱, 차갑고 따뜻함)

· 피로감의 여부

2. 한의학적인 원인과 치료

건선이란 용어는 한의학에서는 백비(白疕), 우피선(牛皮癬), 송피선(松皮癬) 등으로 설명한다. 건선은 특정 부위의 피부 세포가 지나치게 빨리 재생되는 만성 재발성 피부질환으로 좁쌀 같은 구진이 생기면서 그 위에 은백색의 인설이

비늘처럼 겹겹이 쌓이고, 각 구진은 점점 커지면서 퍼져 나가며, 무릎, 팔꿈치, 머리, 몸통 등에 자주 발생한다. 가벼운 건선은 작은 홍반으로 나타나지만, 중등도의 건선은 피부 표층에 은백색의 갉아낸 듯한 인설이 쌓여 있는 충혈된 붉은 피부가 보이기도 하고, 심하면 가렵고 통증이 있으며, 커다란 건선반(乾癬癍) 모양으로 변하거나 한데 엉키어 등(背) 전체를 덮기도 한다. 수년에 걸쳐 진행되는 만성재발성 피부질환인 건선은 점차 두꺼워져서 육안이나 손으로 만져 보아도 발진의 두께가 증가하는 것을 알 수 있게 된다. 대표적인 건선 발진의 특징은 피부각질(鱗屑, 인설), 피부의 붉은 색조(紅癍, 홍반), 피부가 점점 두꺼워지는 양상 등이다.

이러한 건선의 정확한 원인은 아직 알려져 있지 않지만, 최근의 연구에 의하면 여러 가지 인자가 관여하는 것으로 밝혀지고 있다. 서양의학적으로는 유전과 면역 및 각질 형성세포의 분화 이상(異常) 등을 건선의 원인으로 본다. 유전적인 면은 1972년 Watson이 환자들을 대상으로 한 연구에서 부모가 모두 건선인 경우 자녀는 50%, 한 사람이 건선인 경우 15%, 부모가 모두 아닌 경우는 7.5%가 건선이 발생한다고 보고했다. 또한 면역계의 중요 인자인 B세포와 T세포 중에서 T세포를 억제하는 면역억제제가 건선치료에 효과가 있는 것으로 나타났다. 건선 환자의 골수를 정상인에 이식하면 건선이 발생하고, 정상인 골수를 건선 환자에게 이식하면 건선이 사라지며, 건선환자 말초혈액에서 채취한 T세포를 정상피부에 주입하면 건선이 발생하는 것으로 볼 때 건선에 관여하는 것은 T세포로 추정된다. 또한 각질을 형성하는 세포는 일정한 주기로 분열하여 새로운 세포가 생기면 비듬 같은 피부 껍질로 떨어져 나가지만, 건선 피부는 그 주기가 지나치게 빨라 각질이 겹겹이 쌓여 떨어지는 것이다.

한의학적으로는 아래의 여러 가지 경우에 건선이 발생하는 것으로 파악한다. 먼저 한의학적인 용어로 육음(六淫)이라는 것이 있는데, 풍한서습조화(風寒暑濕燥火)의 외부에서 침입하는 여섯 종류의 질병을 유발하는 사기(邪氣)를 말한다. 정상적일 때는 육기(六氣)라 하여 인체에 질병을 유발하지 않지만, 육기의 발생이 지나치거나 부족한 경우와 기후변화가 너무 급작스럽거나 인체의 정기(正氣)가 부족하여 면역력이 떨어지면 육기가 병을 만드는 원인인 육음(六淫)이 된다. 또한 기쁨, 화, 우울, 생각, 슬픔, 공포, 놀람(喜怒憂思悲驚恐) 등의 일곱 가지의 감정변화(七情, 칠정)가 있어서 인체의 객관적인 사물에 대한 반응을 나타내게 된다. 인체 내면의 칠정은 일반적인 상황에서는 병을 일으키지 않지만, 정신적인 스트레스가 갑작스럽고 강렬하며 장기적으로 오랜 시간 정신을 자극하면 생리활동에 영향을 주어 기(氣)가 혼란스러워져 장부의 음양기혈(陰陽氣血)이 실조(失調)되어 병을 발생하게 된다. 음식, 노동, 휴식은 인간의 생존과 건강을 위한 필수 조건이지만, 무절제한 음식이나 노동과 휴식의 합리적인 배분이 안 되면 생리기능에 장애를 주어 질병을 야기하게 된다. 한의학적으로는 명(明)나라의 『면역유방(免役類方)』이라는 책에서 "면역"이라는 용어가 처음으로 나타나며, 면역관련 내용은 『황제내경(黃帝內經)』에 의하면 "정기존내 사불가간(正氣存內 邪不可干)", "사지소주 기기필허(邪之所湊 其氣必虛)"라는 말이 있다. 정기(正氣)가 인체 내에 존재하면 사기(邪氣)가 침범하여도 질병을 일으킬 수 없으며, 사기가 머무르는 곳은 그 기(氣)가 반드시 허(虛)하다는 말이다. 한의학적인 질병관은 정기(正氣)와 사기(邪氣) 간의 투쟁으로 파악하는데, 정기가 사기를 이기면 질병이 호전되는 것이고, 정기가 사기에 지면 질병이 악화되는 것이며, 정기와 사기가 비슷하여 힘겨루기를 하는 정사상쟁(正邪相爭)의 세 가지 과정으로 파악한다. 따라서 치료의 관건은 정기를 보(補)하고 강하게 해서 사기를 이기게 하는 것이다. 정기는 사기에 대한 상대적인 용어로 진기(眞氣)나 원기(元氣)로 불리는데 인체생명 활동력의 총칭으로 볼 수 있으며, 생리기능상 병사(病邪)에 대한 방어와 호위 기능을 하면 위기(衛氣)라 말한다. 위기(衛氣)의 작용은 보다 구체적으로 면역(免疫)과 일치하는 점이 많은 것으로 볼 수 있는 바, 『황제내경(黃帝內經)』에 나타난 위기(衛氣)의 작용을 면역이론과 상관지어 살펴보면 다음과 같다.

면역이론과 유사한 위기(衛氣)의 기능에 관해 『황제내경·본장편(黃帝內經·本臟篇)』에 의하면 "위기자 소이온분육 충피부 비주리 사개합자야(衛氣者 所以溫分肉 充肌膚 肥腠理 司開闔者也)."라 하여 '위기가 분육(分肉)을 따듯하게 하고 피부를 충만하게 하며, 주리를 살찌게 하고 피부의 개폐를 주관한다.'고 되어 있다. 또한 『비론(痺論)』에는 "위자 수곡지한기야 기기표질활리 불능입어맥야 고순피부지중 분육지간 훈어황막 산어흉복. (衛者水穀之悍氣也 其氣慓疾滑利 不能入於脈也 故循皮膚之中 分肉之間 熏於肓膜 散於胸腹.)."라 하여 '위기는 곡식의 강한 기(氣)로서 그 성질이 급하고 빠르며 미끄러워서 혈맥에 들어갈 수 없으므로 피부의 중간인 분육 사이를 순환하여 황막을 훈증하고 위로는 가슴과 배로 들어간다.'는 뜻이다. 따라서 위기의 성질은 신속(迅速)하고 강한 활동력을 가지고 있어서 전신에서 사기(邪氣)와 투쟁하며 방어하는 특성을 나타낸 것으로 볼 수 있다. 또한 면역기능과 장부의 상관관계를 알기 위해서는 정기와 위기의 생성관계를 살펴야 보아야 한다. 기의 생성에 관해 『황제내경·자절진사론편(黃帝內經·刺節眞邪論篇)』의 "진기자 소수어천 여곡기병이충신자야(眞氣者 所受於天 與穀氣併而充身者也)."라고 하여 '진기는 하늘에서 받은 것으로 곡식의 기와 더불어 신체를 충실하게 한다.'고 나타나 있어서 진기(眞氣)는 선천지기(先天之氣)인 원기(元氣)에 바탕을 두고 있는 것으로 본다. 한편 원기(元氣)는 신(腎)에서 생성되므로, 진기나 원기는 신과 관계되는 것으로 볼 수 있으며, 진기가 곡기(穀氣)와 더불어 인체를 충실하게 한다는 것은 신(腎)과 비(脾)의 기능이 병합되어야 비로소 제 기능을 수행함을 시사하고 있다. 또한 "폐주기(肺主氣)"라고 하여 인체의 모든 기는 폐가 주관하는 것으로 파악한다. 따라서 오장육부와의 연관성을 볼 때, 신(腎)과 脾胃(비위) 및 폐(肺)가 기를 생성하는 주요 장부로서 한의학에서의 건선의 치료는 신허(腎虛), 비허(脾虛), 폐허(肺虛)로 분류하는데 이의 구별은 면역기능저하의 정도에 따라 나누게 된다. 한의학에서는 면역기능과 관련이 있는 장부로 비폐신(脾肺腎)의 세 가지 장부가 서로 밀접하게 작용하는 것으로 파악한다. 지금까지의 설명에서는 면역기능이라는 현대적인 용어를 사용했지만, 궁극적으로 한의학적으로는 정기(正氣)가 허(虛)한 것이 건선의 발병 원인이라고 하겠다. 정기(正氣)가 허(虛)한 것이 건선의 발병 원인이라면 그 치료법은 '부정거사(扶正去邪)'라는 정기(正氣)를 부양(扶養)해서 사기(邪氣)를 제거(除去)하는 방법이어야 하겠다. 그러나 정기(正氣)를 도와서 사기(邪氣)를 제거(除去)하기가 여간 만만치 않으며, 사기(邪氣)를 제거(除去)하는 방법도 사기(邪氣)의 종류에 따라 다양하다. 이들 건선의 원인을 좀더 세분하면 다음과 같이 나눌 수 있다.

(1) 풍열증(風熱症)

여름에 많이 나타나고 발진부위가 진행형이며, 점상이나 반판상(半板狀)의 건선으로 나타난다. 피부 손상이 계속 증가하고 얼굴이 붉으며, 가렵고 더운 것을 싫어하며, 건선은 붉은색으로 표면은 은백색의 인설이 있다. 야국(野菊), 박하(薄荷), 우방자(牛蒡子), 시호(柴胡), 상엽(桑葉) 등의 한약으로 치료하게 된다.

(2) 풍한증(風寒症)

겨울에 많이 나타나고 발진부위가 진행형이며, 반괴상((半塊狀)이나 지도상(地圖狀) 건선으로 나타난다. 홍반이 선명하지 않고 백색의 인설이 비교적 두텁고, 긁으면 쉽게 벗겨지며, 겨울에 심해지거나 재발하고 여름에는 감소하거나 사라진다. 추운 것을 싫어하고 관절이 시리거나 통증이 있으며, 가려움은 심하지 않다. 마황(麻黃), 계지(桂枝), 창이자(蒼耳子), 소엽(蘇葉), 형개(荊芥), 백지(白芷) 등의 한약으로 치료한다.

(3) 습열증(濕熱症)

겨드랑이와 사타구니 같은 굴측(屈側) 부위에 잘 발생하고, 피부에 홍반과 짓무름이 생겨 드물게는 삼출액과 가피(딱지)가 있고 붉은색으로 가려움이 끊이지 않는다. 습도가 높은 계절에 잘 생기고, 손·발바닥에 농포(膿疱, 고름주머니)가 생기기도 한다. 치료는 창출(蒼朮), 황백(黃柏), 저령(猪苓), 백선피(白鮮皮), 토복령(土茯苓), 의이인(薏苡仁), 인동등(忍冬藤) 같은 청열조습(清熱燥濕)하는 한약으로 치료한다.

(4) 혈열증(血熱症)

혈분(血分)에 열이 있어 혈액 순환에 가속이 붙는 병리 현상으로 정서가 억눌려 있거나 격한 감정 때문에 쉽게 일어날 수 있다. 발진 부위가 건조하고 붉은색을 띠며, 인설이 두껍고 박탈이 끊임이 없다. 타는 듯이 뜨겁고 가려우며 피부색이 붉고, 추웠다 더웠다 하며 체력이 약한 경우가 많다. 치료는 적작약(赤芍藥), 서각(犀角), 생지황(生地黃), 현삼(玄蔘), 목단피(牧丹皮), 지골피(地骨皮), 등의 혈열(血熱)을 내려주는 한약으로 치료하게 된다.

(5) 혈허증(血虛症)

혈액부족이나 혈(血)의 기능이 감소하여 생기는 병리 현상으로 비위가 약하거나 영양부족, 혈액생성 부족 등으로 인해 발생하는데, 오랜 병이 쉽게 낫지 않거나 만성적인 혈액 소모가 원인이 될 수 있다(서양의학에서 말하는 수치적인 빈혈과 철분이나 헤모글로빈의 부족을 말하는 것은 아니다). 피부발진이 완만하여 크기가 거의 고정되어 있고, 동전상으로 나타나며, 담백색으로 약간의 가려움증이 있다. 입과 목이 건조하여 물을 자주 마시는 경우가 많다. 혈허(血虛)해서 생기는 건선의 치료에는 단삼(丹蔘), 숙지황(熟地黃), 당귀(當歸), 작약(芍藥), 천궁(川芎), 홍화(紅花) 등의 한약이 사용된다.

(6) 열독증(熱毒症)

두꺼운 피부 발진의 윗부분에 크고 작은 농포형 알갱이들이 밀집되어 있고, 표면은 인설로 뒤덮여 새로운 발진과 오래된 발진이 서로 교체되며, 미열이 오르락내리락한다. 홍피성(紅皮性) 건선이나 농포성(膿疱性) 건선에 속하며, 인설은 많지 않고 피부가 작열(灼熱)하거나 작은 수포가 형성되기도 하며, 간혹 관절이 붓고 아플 수도 있다. 열독(熱毒)으로 생기는 건선은 청열해독(清熱解毒)하는 한약인 금은화(金銀花), 연교(連翹), 포공영(蒲公英), 어성초(魚腥草), 치자

(梔子), 황금(黃芩), 황백(黃柏) 등의 고한(苦寒, 맛이 쓰고 약성이 차가운 약)한 한약으로 치료하게 된다.

(7) 음허증(陰虛症)

피부 발진부위가 건조하고 붉은색을 띠며, 하얀 인설이 겹쳐 일어나고 건조한 가려움증이 끊이지 않으며, 관절부위가 뚱뚱하게 붓고 관절을 구부리기가 힘들어진다. 간혹 허리와 등이 시큰시큰 아프기도 한다. 음허(陰虛)로 인하여 발생하는 건선은 숙지황(熟地黃), 황정(黃精), 맥문동(麥門冬), 천문동(天門冬), 구기자(拘杞子), 귀판(龜板), 석곡(石斛) 등의 보음(補陰)하는 한약으로 치료한다.

(8) 충임증(衝任症)

내분비 기능의 혼란으로 남성은 성욕 감퇴와 허리와 등이 시큰시큰 아프며, 여성은 월경이 불규칙적이며 안색이 창백해진다. 특징적으로 임신 기간 동안은 병변이 소실되거나 감소하지만, 산후에 다시 발현하거나 증가한다.

최근 일본에서 발표된 논문에 의하면 시령탕(柴苓湯), 의이인탕(薏苡仁湯), 계지복령환(桂枝茯笭丸), 대황목단피탕(大黃牧丹皮湯), 도핵승기탕(桃核承氣湯), 방풍통성산(防風通聖散), 황련해독탕(黃連解毒湯), 소풍산(消風散), 온청음(溫淸飮), 십미패독탕(十味敗毒湯), 방기황기탕(防己黃芪湯), 갈근탕(葛根湯), 시호계지탕(柴胡桂枝湯), 마행의감탕(麻杏薏甘湯), 시호청간탕(柴胡淸肝湯), 소시호탕(小柴胡湯), 대시호탕(大柴胡湯), 형개연교탕(荊芥連翹湯), 당귀음자(當歸飮

子), 육미지황탕(六味地黃湯), 자음강화탕(滋陰降火湯), 가미귀비탕(加味歸脾湯) 등을 가감(加減)하거나 병용(倂用) 또는 합방(合方)하여 건선을 치료하고 있다. 그러나 건선의 증상과 체질에 따라 처방을 감별해 내기가 여간 어렵지 않다.

또한 건선에 좋다고 이미 알려진 민간요법들이 많이 있는데, 타인에게 좋다는 말만 믿고 본인에게 맞지 않는 요법을 시행하여 낭패를 보는 경우가 종종 있다. 그러므로 의학적으로 확인되지 않은 민간요법을 함부로 사용하는 것은 위험하다. 반드시 전문가에게 상담을 한 후에 시도하는 것이 좋다. 추천할 만한 일반적인 목욕 방법으로는 고삼(苦蔘)과 맥문동(麥門冬), 권백(卷柏, 부처손), 각 200g을 물 5리터에 넣어서 30분간 끓인 후에 적당한 온도로 따뜻하게 하여 매주 3~4회 정도 목욕을 하면 도움이 될 수 있다.

3. 한약 윤피청(潤皮淸)에 의한 건선 치료

1) 건선의 치료과정

아토피 피부염과 마찬가지로 인체 내부의 면역체계 이상으로 생기는 질환인 건선은 신창한의원에서 개발한 윤피청(潤皮淸, 한약)으로 치료가 시작되면 초기에 커다란 각질들이 많이 벗겨지기 시작한다. 이는 호전반응으로 기존의 각질 발생과는 다르며, 벗겨진 자리가 붉어졌다가 시간이 지날수록 점점 붉은 것이 사라져 가게 되고 정상 피부색을 띠게 되면서 호전되어 간다. 건선도 아토피성 피부염처럼 식이요법과 주의사항을 준수해야 하며, 특히 식이요법에 실패해서 회복이 늦어지는 경우가 많고, 건선은 아토피보다 호전 속도가 느린 경우가 많으므로 한의사와 환자 간에 신뢰와 인내심이 필요하다. 일반적으로 건선은 아래의 순서대로 치료되어 간다.

① 건선 환부가 자리 잡은 부위가 넓어지고 정상 피부에서 잠복해 있던 건선이 솟아오르기도 한다(붉은 반점 형태의 환부는 건선이 이미 자리를 잡은 부위이다).
② 환부가 커지면서 이웃하고 있는 건선이 서로 합쳐져서 건선반을 형성한다.
③ 환부에 각질이 생기고 피부층이 얇아지며, 정상 피부와 건선의 경계선이 사라진다.
④ 커다란 건선반은 환부의 중앙 부위부터 새살이 돋아나고, 피부층이 더욱 얇아져서 약간 붉은 연분홍색을 띠다가 점차 정상 피부로 회복한다. 반면에 크기가 작은 건선은 바깥 부분부터 점차 얇아지면서 정상화되어 간다.
⑤ 전반적으로 환부가 열어지면서 건선환부에 땀이나기 시작하며, 점차 자신의 정상 피부색으로 회복한다.

위의 순서를 알기 쉽게 도표화하여 설명하면 아래와 같다.

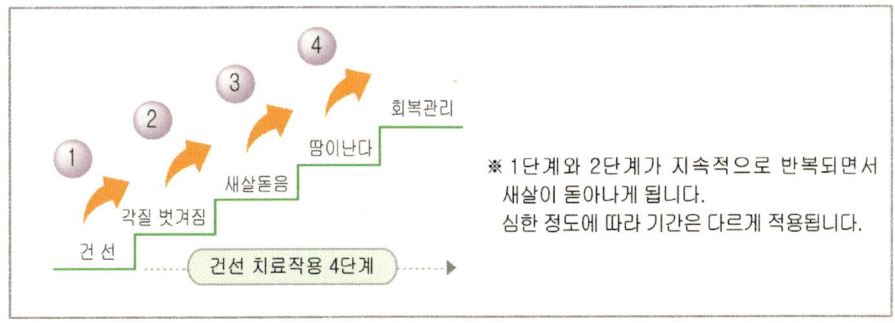

(1) 각질 벗겨짐

건선에서 나타나는 대표적인 호전반응으로 치료 시작 후 3~10일 후부터 점점 각질이 탈락하기 시작하며, 피부가 정상적으로 회복될 때까지 계속 탈락하게 되는데, 이때 때를 밀거나 각질을 강제로 벗겨 내서는 안 되며 자연스럽게 탈락하도록 기다려야 한다. 특히 목욕할 때에는 강하게 피부를 벗겨내지 말고 (때를 밀지 말고) 부드럽게 씻어 주는 것이 좋다.

(2) 새살 돋음

각질이 벗겨지고 피부에 새살이 돋기 시작하지만, 이것이 본인의 완벽한 피부는 아니므로 더욱 세심한 관리가 필요하다. 새살 돋은 부위가 울긋불긋하게 남지만, 시간이 지나면서 점점 붉은색이 엷어진다.

(3) 땀이 난다

건선도 아토피성 피부염처럼 피부가 거칠고 건조해지면서 땀이 안 나는 특성이 있다. 각질이 탈락하고 피부가 얇아지며, 새살이 돋으면서 피부가 정상적으로 회복되면 땀이 나기 시작하며, 이제 건선 치료의 거의 마지막 단계라고 보면 된다. 땀이 난다는 것은 건선환부가 거의 정상피부로 회복되어 피부가 호흡을 하고 있음을 의미한다.

(4) 회복, 관리

땀이 난다는 것은 피부가 정상적으로 돌아왔다는 표시로 이제 피부가 촉촉한 느낌으로 변한 것을 본인이 확인할 수 있고, 건선으로 털이 빠졌던 피부에 털이 나기 시작한다. 그렇지만 여기서 방심하지 말고 2~3개월 정도는 더 식이요법에 주의하면서 관리해야 하며, 서서히 먹는 음식의 종류를 늘려 가면서 몸의 상태를 체크해 가야 한다. 최종적으로 일반적인 모든 음식을 먹어도 건선이 발생하지 않아야 비로소 완치된 것으로 본다.

경증과 중증의 건선이 호전되고 치료되는 과정은 서로 다르게 진행된다. 일반적으로 가벼운 경증의 건선은 중증처럼 치료 초기에 환부가 더 넓게 커지지 않고 단계적으로 점차 줄어드는 경향을 보인다. 건선을 앓은 병력이 오래된 경우는 그만큼 환부가 깊으므로 시간이 오래 걸릴 뿐이다. 아래 사진은 경증의 건선이 치료되는 과정을 사진으로 나타내 준다.

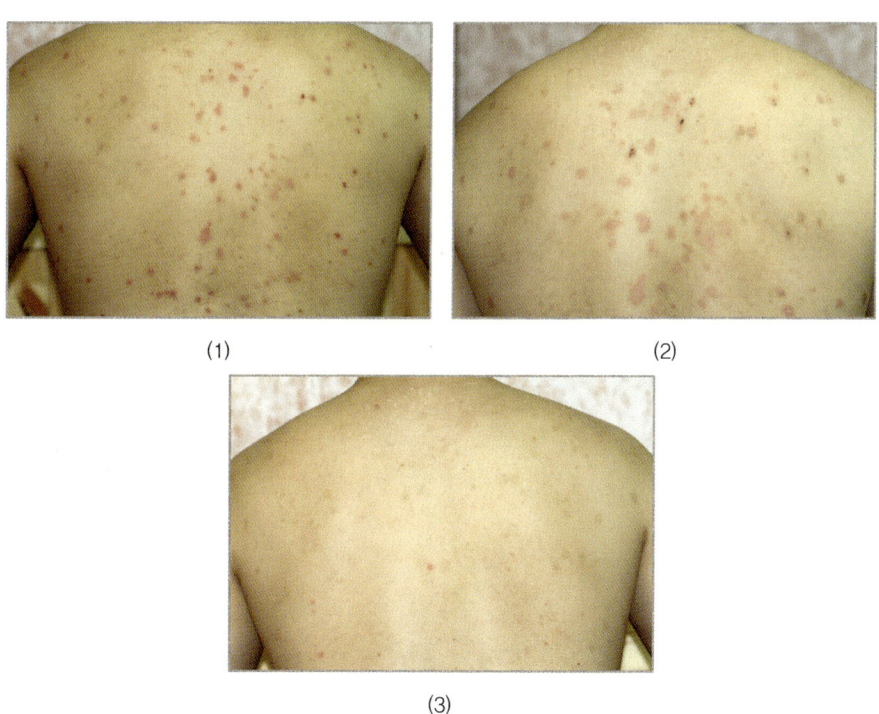

(1)   (2)

(3)

① 환부가 전체적으로 군데군데 물방울 모양으로 퍼져 있다.

② 환부의 붉은 염증이 전체적으로 엷어지고 있다.

③ 서서히 새살이 돋아나서 자신의 깨끗한 본연의 피부로 돌아와 있다.

그리고 중증 건선의 경우는 보다 복잡하게 치료가 진행되며, 아주 극심한 경우는 완치된 듯이 보이다가도 다시금 자잘한 건선이 한동안 생겼다가 사라지는데 그것들마저 없어져야 치료가 종료된다. 중증 건선의 대표적인 치료과정은 다음과 같다.

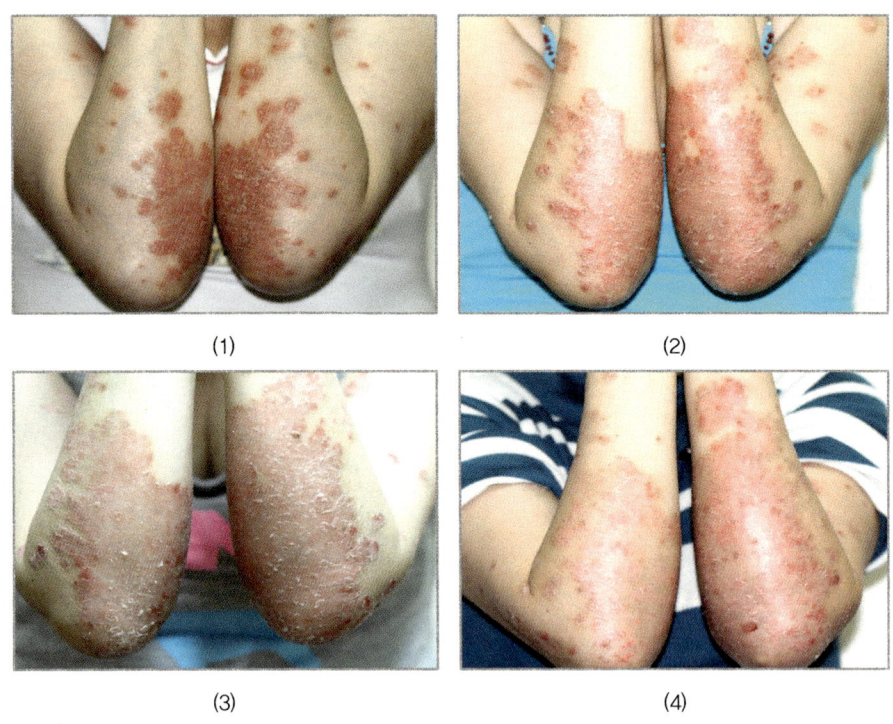

(1)　　　　　　　　　　　　(2)

(3)　　　　　　　　　　　　(4)

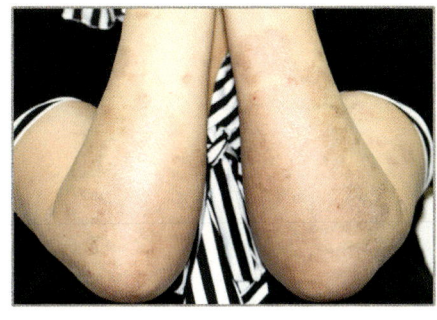
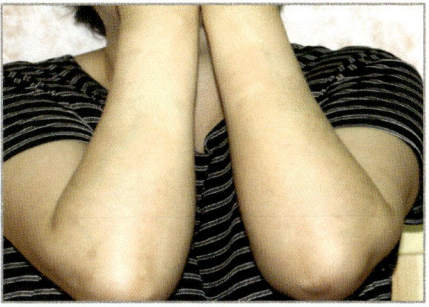

(5)   (6)

① 30년의 병력을 가진 환자로 환부가 깊고, 건선이 두껍다.

② 진한 붉은 기운이 빠져나가면서 반복적으로 각질이 생겼다가 탈락하며, 자리 잡은 건선반이 커지고 이웃한 건선끼리 합쳐지기도 한다.

③ 각질이 반복적으로 일어나면서 건선의 두께가 얇아지고, 이웃한 건선이 합쳐져서 커다란 하나의 건선반을 형성한다.

④ 커진 건선과 정상 피부 사이의 경계선이 옅어지고 무너지며, 피부가 더욱 얇아지고 각질과 가려움이 생길 수 있다.

⑤ 건선의 경계선이 현저히 사라지고, 새살이 차올라와서 피부가 정상적으로 재생되어 간다.

⑥ 관리회복 단계로 접어들면서 땀이 나고 원래의 자신의 피부로 거의 재생된 상태이며, 미세한 건선의 흔적은 시간이 지나면서 점차 사라지게 된다.

2) 음식관리

어떤 특정 음식이 건선을 악화시키거나 호전시키는지에 대한 과학적인 결과가 있는 것은 아니지만, 우리 몸은 먹는 음식에 밀접한 영향을 받으므로 어느 정도의 식이관리는 필요하다. 일반적으로 건선의 식이요법은 아토피성 피부염의 경우처럼 심하게 관리하지는 않는다. 아토피성 피부염은 음식에 대한 반응이 민감하여 먹지 말아야 할 음식을 먹으면 곧바로 가려움이 발생하기 때문에 어쩔 수 없이 식이요법에 주의를 기울일 수밖에 없다. 하지만 대부분의 건선은 아토피성 피부염만큼 가렵지는 않기 때문에 음식관리를 소홀히 하는 경우가 많다. 비록 가려움증은 발생하지 않더라도 건선의 증상은 서서히 악화되기 때문에 어느 정도의 음식관리는 필요하다.

우선 동물성 음식은 피하는 것이 건선의 치료와 관리에 유익한데, 왜냐하면 동물은 먹이사슬의 최고 단계에 위치하여 독성 성분과 중금속 성분이 다량 함유되어 있으므로 가급적 피하는 것이 좋다. 특히, 닭고기와 돼지고기는 사육 과정에서의 사료에 포함되는 과도한 항생제가 문제가 되므로 더욱 엄격히 제한하는 것이 좋다. 반면에 소고기와 오리고기의 경우는 상대적으로 덜 위험하다. 두 번째는 화학조미료와 아스파탐 같은 식품첨가물이 가미된 음식이 문제이다. 특히 패스트푸드와 인스턴트 식품류, 시판 과자류, 시판 냉동식품류, 커피나 라면류, 베이컨과 햄 및 소시지류 등이 건선을 악화시키거나 유발할 수 있는 음식이다. 세 번째는 시판 튀김닭(치킨)이나 튀김 같은 산패된 기름이 문제이며, 사탕이나 초콜릿 같이 지나치게 단 음식도 피부질환에는 좋지 않다. 그러므로 기름은 항산화제가 함유된 올리브유, 포도씨유, 해바라기유, 카놀라유, 시판 들기름이나 참기름 등을 사용하는 것이 좋고, 가능하면 요리를 한 후에 곧바로 먹는 것이 좋으며, 오래도록 보관했다가 먹는 것은 기름의 산패 때문에 좋지 않은 식습관이다. 또한 매운 음식을 과다 섭취하게 되면 피부를 통한 수분의 발산 작용이 과다해져서 피부가 건조하게 되어 건선뿐만 아니라 다른 피부질환에도 좋지 않다. 음주를 하면 역시 몸에 열이 발생하면서 수분이 방출되어 피부가 건조해지므로 건선이 악화될 수 있다. 또한 어떤 특정 음식물에 알레르기 반응을 일으킨다면 그 음식은 무조건 피해야 한다. 병원에서 하는 음식 알레르기 반응검사도 절대적으로 정확하지는 않으므로 본인이 직접 먹어보면서 테스트하는 것이 가장 정확하다고 하겠다. 보다 정확하게 하려면 1, 2주일 정도 한 가지 음식만 추가해서 먹으면서 몸의 반응을 보아 나쁜 영향을 미친다면 그 음식은 맞지 않는 것으로 파악하여 향후에는 먹지 말아야 한다. 그리고 일반적으로 피부질환에 좋다고 알려진 음식일지라도 본인이 먹어서 건선에 좋지 않은 영향을 미쳤던 음식은 피하는 것이 상책이다.

먹지 말아야 할 음식을 나열하고 보니, 먹을 것이 없는 것 같아서 도대체 어떤 음식을 먹으라는 것일까 하고 걱정을 하게 된다. 일반적으로는 채식 위주로 된 발효음식이 좋으며, 곁들여서 제철에 나는 자연식이 좋다. 일단, 사람의 손이 닿은 가공식품은 아무래도 좋지 않다. 특히 위의 금지음식에서 고기 종류를 많이 제한하므로 피부에 좋은 단백질이 부족할 수 있기 때문에 두부나 콩 같은 잡곡을 많이 먹는 것이 좋다. 좀 더 구체적으로 나열하면 감자, 고구마, 옥수수, 해초류, 버섯류, 익힌 채소, 야채류, 과일류, 국수류, 김치전, 야채전, 쌀과자, 뻥튀기, 우유 대신에 두유나 베지밀, 팥소가 없는 달지 않은 떡 종류 등으로 식사를 하면 된다. 부득이 외식을 하게 된다면 비빔밥(고기와 계란을 빼고, 나물을 더 넣어서 먹음), 야채김밥이나 김치김밥(햄, 소시지 제거), 된장찌개, 청국장, 콩비지, 순두부, 사골 국물을 사용하지 않은 국수나 면류, 가정식 백반류, 소고기나 오리고기 등으로 선택하여 먹는다면 크게 어려울 것은 없을 것이다.

평생 상기와 같이 음식관리를 하라고 하면 너무 힘들어서 치료를 포기하는 사람도 있겠지만, 평생 이렇게 식이관리를 하는 것이 아니라 치료 과정에서만 음식관리를 하고, 치료가 끝나면 거의 모든 음식을 먹어도 건선이 발생하지 않아야 비로소 '완치'라는 말을 사용하게 된다.

3) 생활관리와 예방관리

자가면역질환인 건선의 원인은 유전, 환경, 스트레스, 음식 등 다양하기 때문에 자신의 면역력을 최상으로 유지해 주는 것이 중요하다. 언제든지 다시 재발할 수 있는 질환이기 때문에 근본적인 면역기능을 균형 있고 건강하게 유지시켜 주는 것이 매우 중요하다. 스트레스, 인스턴트 음식, 지방이 많은 음식, 소홀한 피부관리, 음주, 흡연 등 전반적으로 자신의 건강에 위험이 큰 요소들로 인하여 건선이 재발할 확률이 높아지게 된다. 올바른 식습관의 유지와 운동으로 건강한 신체를 유지하고, 적절한 스트레스 해소 등으로 항상 자신의 면역기능을 상위 단계로 유지시켜 주는 것이 건선 관리의 최선의 방법이다.

건선 환자의 빠른 치료를 위해서는 몇 가지 주의할 사항이 있다. 먼저 감기를 예방하고 조심해야 한다. 감기가 들면 발열 증상으로 인하여 피부가 건조해지고 가려움증이 생기면서 긁어서 건선 피부를 더욱 두껍게 만든다. 이때는 감기약을 복용하고, 해열제는 열이 내린 후에도 2, 3일 정도 더 복용하는 것이 좋다. 여성의 경우는 생리 시작 1주일 전부터 특별한 이유 없이 건선 피부가 악화되는 경향이 있는데, 이는 호르몬의 변화에 따른 것으로 생리가 끝나면 자연스럽게 호전되어 가니 조급해하지 말고 마음을 편안히 갖고 휴식을 취하면 된다. 남성의 경우는 청소년기부터 건선이 호전되어 가면서 몸의 기능이 정상으로 되어 가기 때문에 성적 욕구도 함께 높아지게 되는데, 이 기간에 성욕을 자제하지 못하고 마스터베이션이나 부부관계를 지나치게 많이 하면 건선 피부의 악화를 막지 못한다. 따라서 운동이나 명상 등을 통하여 자신을 조절해야 할 필요성이 있다.

　스트레스는 건선의 호전과 악화에 밀접히 관계되므로 명상이나 요가처럼 마음을 하나에 집중하여 편하게 해 주는 것이 좋다. 실제로 1999년에 미국에서 발표된 심리학적인 치료 논문에서는 단독으로 UV치료만 받는 환자보다 UV치료를 받으면서 명상치료를 동시에 겸한 그룹의 호전율이 2배 정도 높게 나왔다는 보고가 있다. 건선은 증상이 외부로 드러나기 때문에 사생활에 제약을 받게 된다. 취미나 여가생활, 운동(헬스나 골프 등)이 끝나면 옷을 벗고 함께 씻어야 하는 경우에 자신의 건선 피부를 타인에게 보여 주기 싫은 마음에서 오는 스트레스도 여간 심각하지 않다. 어떤 분은 골프 라운딩을 할 때 전반 나인홀에는 공이 잘 맞다가도, 후반 종반에 2, 3홀을 남기고는 씻는 것에 대한 스트레스로 공이 잘 안 맞는다고 하시는 분도 있었다. 하지만 건선은 타인에게 전염되거나 옮겨지는 질환이 아니고, 다만 본인만 괴로울 뿐이므로 일상생활에 있어서 의기소침하거나 기죽지 말고 떳떳이 자신 있게 행동하는 것이 치료에 도움이 된다.

　일반적으로 종합비타민제나 허브들도 건선에 좋은 영향을 미치므로 적당량을 꾸준히 복용하는 것이 좋다. 특히 견과류나 야채에 있는 항산화물질을 추출해서 만든 영양제인 셀레늄은 항암효과까지 있다고 한다. 음주를 자주 하면 피부에서 열이 발생하여 피부가 건조해지고 위장 기능을 악화시키므로 건선에 좋지 않다. 그리고 '모든 피부질환은 폐가 주관한다(肺主皮毛).'는 한의학적인 관점에서 면역기능을 약화시키고 인체의 진액을 말리는(乾燥, 건조) 흡연은 말할 것도 없이 건선에 해로우므로 건선 환자에게 금연은 선택이 아닌 필수적인 생활관리이다. 또한 살이 쪄서 비만해지면 혈액순환에 장애가 생기고 인체의 신진대사가 원활히 진행되지 못하므로 건선에 좋지 않다. 하지만 살이 안 찌도록 아주 소식을 하는 것보다는, 체력에 맞는 적절한 운동을 하면서 자연식 위주의 제철 음식으로 식단을 짜서 정상 체중을 유지하는 것이 좋다.

건선 부위를 씻을 때도 특별한 점은 없지만 몇 가지 주의사항이 있다. 피부를 너무 건조하게 만드는 목욕용품이나 비누의 사용은 피부를 건조하게 하여 건선을 악화시킬 수 있다. 거의 모든 종류의 비누와 너무 뜨거운 물로 목욕하는 것도 피부를 건조하게 할 수 있으므로 미지근한 물로 씻는 것을 추천한다. 건선 피부에 생기는 각질을 제거하고 싶겠지만, 가능한 한 부드럽게 피부를 마사지하는 정도로 씻는 것이 좋고, 더구나 때를 밀어서 각질을 제거하는 행위는 건선을 악화시킨다. 목욕은 하루에 한 번 정도 미지근한 물로, 5분 이내로 건성 피부를 위한 비자극성 클렌저 제품을 사용하여 샤워하는 것이 좋다. 목욕 후에는 3분 이내에 습기가 있는 상태에서 곧바로 보습제를 사용하여 보습을 하는 것이 무엇보다 중요하다. 각질 부분을 긁거나 뜯고 싶은 충동을 참는 것도 중요하다. 건조해진 각질을 긁으면 일시적으로는 시원하지만, 긁거나 뜯어내면 피부가 손상되고 출혈이 생겨서 쾨브너 현상을 일으켜 건선이 악화될 수 있다.

건선이 발병하고 나면 각자의 삶의 방식에 따라 대처하는 방법이 달라진다. 친구나 가족 같은 주변 사람과 터놓고 대화하며 건선에 대하여 설명해 줄 수 있도록 충분한 지식을 습득해야 하고, 치료를 시작하면 치료계획에 적극적으로 개입하여 자세히 상담하고 궁금한 것은 항상 질문을 해서 내용을 이해하고 있는 것이 필요하다. 또한 다른 건선 환자들과 교류하여 서로가 위안을 받으면서 치료에도 도움을 받는 것이 좋고, 긍정적인 사고방식에서 유래하는 유머감각을 지녀서 즐겁게 생활하는 것도 좋은 방법이다.

건선 환자에게 나타나는 가려움증은 피부의 건조, 각질, 염증 부위로 인해서 유발되므로 피부를 건조하지 않도록 충분한 보습제의 사용이 필요하다. 미지근한 물에 수건을 담갔다가 10~30분 정도 피부에 대어주는 것도 좋은 방법이다. 특히 밤에 가려움증이 심해지면 항히스타민제나 수면제의 복용이 도움이 될 수 있다.

이상의 내용을 요약하여 정리하면 아래와 같다.

① 너무 잦은 목욕이나 사우나 및 지나친 난방 등은 체내의 수분이 발산되어 피부를 건조하게 하므로 목욕은 너무 뜨겁지 않은 미지근한 물로 가벼운 샤워 정도로 끝내고 절대로 때를 밀지는 말아야 한다. 샤워 후에는 보습제를 충분히 사용할 것이며, 또한 물을 조금씩 자주 마셔서 피부가 건조해지는 것을 예방해야 한다.

② 주변 환경을 항상 깨끗이 하여 청결하게 생활해야 한다.

③ 음식은 자연식 위주로, 화학조미료나 식품첨가물이 없는 음식으로 골고루 먹는다.

④ 가려움증이 생기면 긁지 않도록 노력하며, 쾨브너 현상을 예방하기 위해 긁더라도 상처가 나지 않도록 주의하고, 특히 외상(外傷)에도 주의한다.

⑤ 건선은 계절에 민감하여 춥고 건조한 겨울철에 악화되기 쉽고, 더운 날씨, 햇빛, 습도는 건선 증상을 개선시키므로 겨울철 보습에 특히 신경을 써야 한다. 따라서 가능한 한 따뜻한 기후에 있는 것이 유리하다.

⑥ 햇빛을 자주 쬐어 비타민D의 생성에 도움을 준다.

⑦ 감기에 걸리지 않도록 평소 건강관리에 신경을 써야 한다. 특히 어린이는 인후염으로 인하여 갑작스럽게 건선이 악화되기도 한다.

⑧ 음주와 흡연은 절대로 금지한다. 흡연량이 많은 사람은 발병률이 매우 높

으며, 어떤 학자들은 '흡연이 건선의 발병을 두 배로 높인다'고까지 말한다. 장기간 많은 양의 음주를 한 사람은 치료기간이 길어지고 오랫동안 잘 낫지 않는 경향이 있다.

⑨ 항상 몸에 맞는 운동을 규칙적으로 꾸준히 한다.

⑩ 정신적인 스트레스와 걱정 근심은 건선을 갑자기 심하게 악화시킬 수 있으므로 정신 건강을 건전하게 유지한다(명상과 요가가 도움이 된다).

⑪ 육체적인 과로는 건선을 악화시키므로 규칙적이고 정확하게 충분한 수면을 취한다.

이런 요인들은 개인 차이가 매우 크기 때문에 악화되는 정확한 요인이 어떤 것이라고 딱 집어 말할 수는 없지만, 대부분 건선 환자들은 예방과 더불어 건선의 증상을 호전시키기 위하여 상기 요인들에 최대한 주의해야 한다. 건선은 종종 오래 지속되고 반복(만성화)되므로 그 진행 방향과 예후를 예측하기가 아주 어렵다. 건선 증상들은 갑자기 폭발적으로 나타났다가 어느 날 홀연히 좋아지면서 사라지기도 하며, 호전이나 악화 없이 증상이 오랜 기간 동안 정체되어 지속될 수도 있다. 건선의 심각한 정도는 건선반이 발생한 부위의 붉은 정도, 인설의 정도, 피부가 두꺼워진 정도, 그리고 건선이 발병한 부위의 크기에 따라 다르다.

4) 건선 치료의 결론

일반적으로 자가면역질환인 건선은 개인에 따라 증상이 다르고, 같은 사람이라도 계절과 치료 여부 및 병의 경과에 따라 달라진다. 각질이 많은 경우, 붉은 색조가 강한 경우, 피부가 유난히 두꺼운 경우, 특정 부위에만 있는 경우,

관절 부위에 주로 있는 경우, 농포가 형성되어 있는 경우 등 다양하다. 일반적으로 건선이 변화가 없는 경우에는 그냥 주의 깊게 지켜보다가 갑자기 가려워지거나, 전신에 고열이 나고 전신 피부가 붉어지거나, 피부가 갑자기 붉어지면서 짙어지거나, 피부의 각질이 전신에 일어나거나, 기존의 건선이 주위로 급속히 확산되거나, 건선 주위에 농포가 생기거나 손·발바닥에 농포가 많아지거나, 얼굴이나 성기 주위 및 겨드랑이 같은 특수 부위에 진행될 경우에는 건선이 중증으로 악화되어 가는 징조이니 즉시 치료에 임해야 한다.

한의원에서 건선 환자를 진료하다 보면, 치료과정에 가장 많은 영향을 미치는 것이 스테로이드의 사용 여부이다. 양방의 국소도포제 중 대표격인 부신피질호르몬인 스테로이드제를 흔히 '양날의 칼'이라고 말하는데, 그 이유는 가장 효과적이면서도 부작용이 가장 많기 때문이다. 효과적이라는 것은 피부의 염증, 가려움, 각질세포의 증식을 신속하게 억제시키는 탁월한 면을 말하지만, 그 효과는 짧게는 2~3일에서 3주 정도까지이고, 약효가 끝나면 그 전보다 증상이 더욱 악화되거나 피부의 위축, 모세혈관의 확장, 급성 내성 등을 야기하여 부작용이 매우 심각하다. 스테로이드제의 효능은 몇등급의 제품을, 어느 부위에, 얼마만큼 사용했는가와 얼마나 피부에 잘 흡수되는가에 제품의 효능이 달려 있지만, 스테로이드제의 사용은 단기간 효과와 부작용 때문에 사용이 제한되어 있다. 스테로이드제 크림은 가볍거나 중등도의 건선에 단기간의 완화에는 아주 효과적이어서 두껍고 붉은 건선반을 얇고 납작하게 만들어 더 편안하고 덜 보이게 해 준다. 높은 강도의 제품은 무릎이나 팔꿈치 같은 두꺼운 부위에도 효과가 있다. 일반적으로 자가면역성 질환인 건선을 치료함에 있어서 음식 관리, 주변 환경의 개선, 체력에 맞는 적당한 운동을 꾸준히 하여 호전되었다면 믿을 수가 있지만, 연고나 크림 같은 외용제로는 치료할 수 없다는 것이 필자의 생각이다. 건선 같은 질환은 면역기능이 조절되면 자연적으로 치료되는 질환인데, 외용제로 호전되었다면 거의 스테로이드제가 포함된 제품으로 인식하면 좋겠다. 다만, 피부가 건조해지면 건선이 악화될 수 있으므로 목욕이나 샤워 후에는 보습제를 사용하여 피부를 보호해 주는 것이 좋다. 보습제에 오일 성분이 지나치게 많으면, 보습 효과는 좋은 반면에 오일이 땀구멍을 막아서 땀과 노폐물이 배출되지 않고 피부에 쌓여서 오히려 좋지 않으며, 또 오일 성분이 너무 적으면 보습의 효과가 약하다는 단점이 있다. 간혹 피부가 너무 건조하여 오일을 보습제로 사용하는 분들이 있는데, 땀과 노폐물의 배출이라는 점에서 도움이 안 되고 오히려 해롭다. 그러므로 적당량의 오일 성분을 포함하면서 나에게 맞는 보습제를 찾아야 하는데, 그것이 쉽지는 않다. 일반적인 보습제는 석유화학 계통의 계면활성제가 함유되어 있으므로, 가능하면 화학성분이 적고 천연성분이 많이 함유된 제품으로 선택하여 사용하면 된다.

스테로이드의 사용을 제외하고는 극심한 스트레스가 건선의 악화에 영향을 미치고, 치료기간을 연장시키는 요소이다. 그리고 며칠씩 밤을 새는 정도의 과로도 건선 피부를 악화시키고, 치료 효과도 지연시킨다. 실제로 일반인이 하룻밤만 새어도 입맛이 떨어지고 피부가 건조해짐을 느끼기 마련인데, 하물며 건선을 앓고 있는 환자라면 피부가 더욱 건조해져서 건선이 악화될 수 있다. 또한 과도한 운동이나 과음은 몸속의 수분을 발산시켜서 피부를 건조하게 하는 요소이다.

끝으로 건선이 치료되고 난 후에 재발에 관하여 문의하는 경우가 종종 있다. 힘들고 어렵게 건선을 치료했는데 재발한다면 그동안의 고생이 헛되고 아무런 의미도 없을 테니, 참으로 난감한 일이 아닐 수 없다. 결론적으로 말하면 물론 건선은 재발할 수 있다. 흔한 감기를 예로 들면, 감기에 걸렸다가 일단 치료가 되면 한동안은 감기에 걸리지 않겠지만, 생활하면서 다시금 감기에 걸릴 수 있는 환경(얇은 옷을 입고 장시간 추운 곳에 노출되거나 과로 등)에 놓인다면 다시 감기에 걸릴 수 있는데 이런 경우에 감기가 재발했다고 말하지는 않는다. 마찬가지로 건선이 치료되었다고 해도 다시금 건선이 발생할 수 있는 환경에 장시간 노출된다면 재발할 수 있다. 어차피 건선의 원인 중에서 유전적인 성향이 있기 때문에 그런 부분까지 제거할 수는 없기 때문이다. 다행인 것은 그렇게 재발할 수 있는 환경이 쉽게 생기지는 않고, 건선의 병력(病歷)이 있던 사람은 평소에 항상 조심하면서 건강을 관리하기 마련이라는 점이다.

05

다양한 치료과정

건선을 치료해 보면 건선의 양상과 내원 직전까지 치료해 온 방법에 따라 치료과정이 확연히 다르게 진행됨을 알 수 있다. 대표적으로 스테로이드제에 의지하는 치료, 광선치료에 의지하면서 PUVA에 의한 치료, 경증과 중증에 따른 치료, 손발바닥에 분포하는 건선 등에 따라 치료과정의 양상이 차이가 난다. 다음은 각각의 경우에 따라 임상례의 형식으로 치료과정을 순서대로 나열하고 설명해 본다.

1. 스테로이드제가 효과가 없었던 경우(김○○, 84년생, 여자)

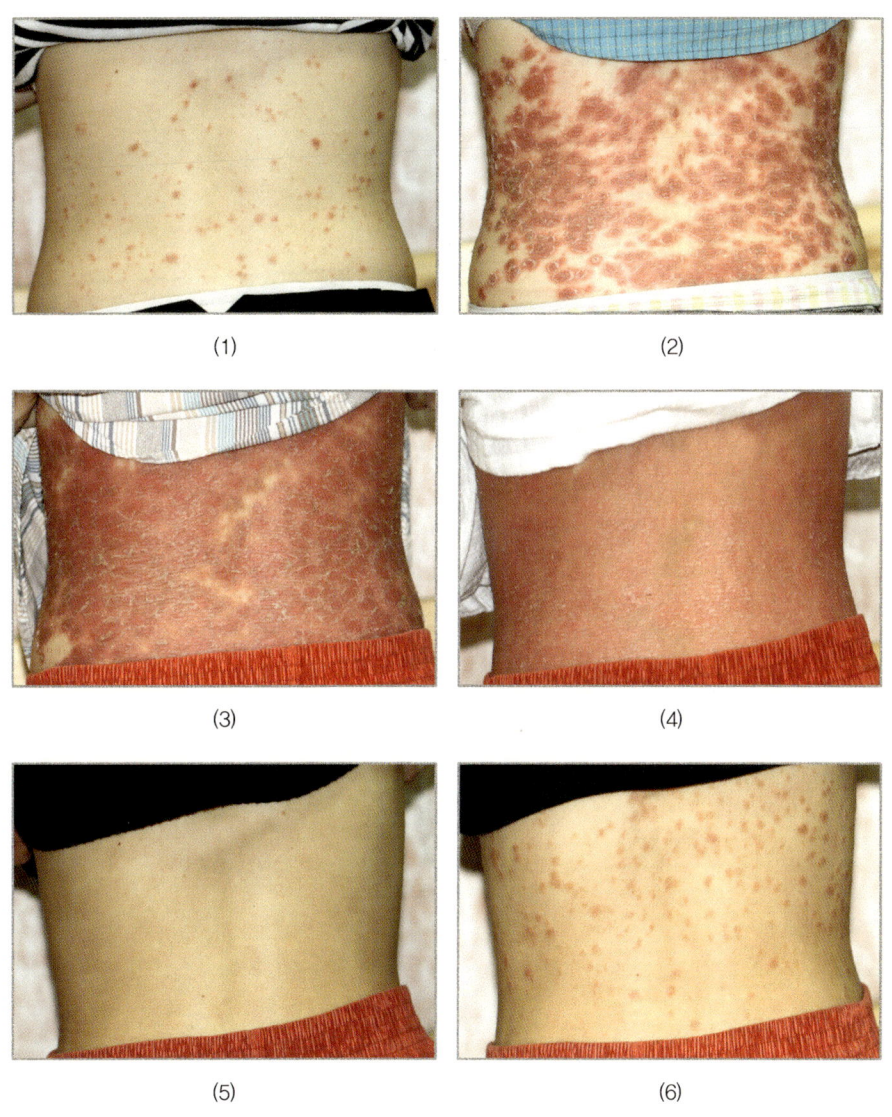

(1)

(2)

(3)

(4)

(5)

(6)

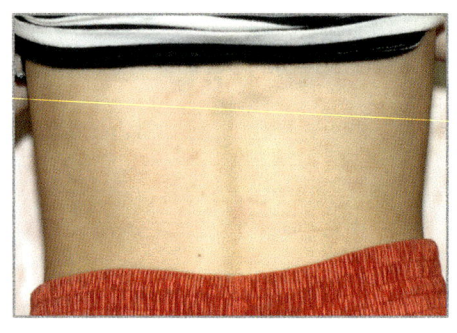

(7)

(1) 2008년 8월 18일(초진)

6년 전에 건선이 처음으로 나타나기 시작했으며, 알레르기성 비염을 갖고 있고, 호흡기질환(폐렴)이 잦은 학교 선생님이었다. 내원 당시 소음인형으로 얼굴이 희고 얌전한 현모양처형이었으며, 밀가루 음식을 좋아하고 평소에 소화장애가 자주 있었다. 또한 일반적으로 건선은 심하게 가렵지는 않지만, 가려움이 점심에 심해지는 특징이 있었다. 전신에 건선이 나타나서, 양방 피부과에서 다이보베트라는 외용제를 사용해 왔으나, 그 연고가 효과가 없어서 내원하게 되었다. 내원 당시에도 다이보베트를 사용했기 때문에 증상이 그리 심하게 보이지는 않았지만, 치료를 시작하면서 외용연고를 중단하니 탈스(탈스테로이드) 반응이 극심하게 나타났다. 다이보베트는 비타민D 유도체인 Calcipotriol이 주성분인 다이보넥스(상품명)에 가장 강력한 스테로이드제인 1등급의 베타메타손을 안정화시킨 복합 건선 치료제이며, 두 가지 성분의 효과적인 배합으로 기존 단일 제제보다 효과가 우수하고 약효의 발현 시간도 빠르며 부작용 발현 빈도도 낮은 제품이다. 치료는 신창한의원에서 자체 개발된 한약(潤皮淸, 윤피청)을 하루에 3회 복용하면서 침구(침뜸)치료를 했으며, 식이요법과 보습관리에 대하여 설명하고, 다이보베트의 사용은 일단 중단하고 지켜보기로 했다. 앞으로의 치료과정에 대한 전반적인 지도와 탈스반응에 대하여 설명하고 1주일에 한 번씩 내원하여 꾸준히 치료하기로 했다.

(2) 8월 26일

신창한의원에서 치료를 시작하면서 다이보베트의 사용을 중지하였더니, 전신에 탈스반응이 나타나기 시작했다.

(3) 9월 2일

치료 2주 차에 탈스반응이 극도로 심하게 나타나서 학교생활을 포함하여 일상생활이 힘들어져 1주일간 부담임선생님께 학급 담임을 의뢰했다.

(4) 9월 16일

치료 4주 차로, 극심한 탈스반응은 끝나고 피부에서 각질이 서서히 탈락하고 피부가 부드러워지기 시작하는 단계로 이 시기부터는 가려움이 사라진다.

(5) 2009년 2월 18일

그동안의 치료과정은 각질이 계속적으로 생성과 탈락을 반복했으며, 각화된 건선 피부가 서서히 탈락하면서 점차 피부가 부드러워지고 피부색이 정상으로 회복되어 간다. 대개는 이 정도로 회복되면 완치된 것으로 생각하고 치료 종료를 선언하지만, 중증 건선의 경우는 (6)번 사진처럼 잠복되었던 건선이 자잘하게 올라오기를 한동안 반복하는 지루한 치료 과정을 거치게 된다. 이때는 환자들도 치료에 대한 확신이 흔들리기 쉬우며, 따라서 치료에 대한 확신과 믿음을 가질 수 있도록 의사와 환자 간의 소통이 매우 중요하다. 이분의 경우는 처음 내원 당시에 치료의 전 과정에 대한 설명을 충분히 이해했고, 치료과정의 순서 대로 치료가 진행되었으므로 별다른 흔들림 없이 꾸준히 치료한 경우이다.

(6) 2009년 4월 1일

완치된 듯이 깨끗했던 피부에서 (5)의 설명처럼 작은 물방울양 건선이 한동안 생겼다가 사라지기를 지루하게 반복하는 단계이다. 이런 기간은 증상의 경중에 따라 다르며, 심한 사람은 1년 정도까지 진행되는 경우도 있다. 치료에 대한 확신과 인내심을 갖고 마음을 편안히 가지면서 시간을 보내다 보면 서서히 깨끗하고 밝고 부드러운 정상 피부를 가질 수 있는 희열을 느낄 수 있게 된다.

(7) 2009년 6월 29일

그동안 자잘한 건선이 들락날락거리면서 신경이 쓰였으나, 이제는 모든 증상이 사라지고 깨끗하고 부드러운 정상 피부를 갖게 되었다. 하지만 이 상태에서 한약을 하루에 1봉씩 1, 2개월 정도 더 복용해서 면역기능이 안정되어야 비로소 치료가 종료된다. 장기간의 치료로 본인이 힘들어했지만 정상 피부를 갖게 된 점에 만족해하였으며, 현재는 생활관리를 잘하여 재발없이 건강하게 살고 있다.

2. 광선치료를 한 경우(정○○, 82년생, 남자)

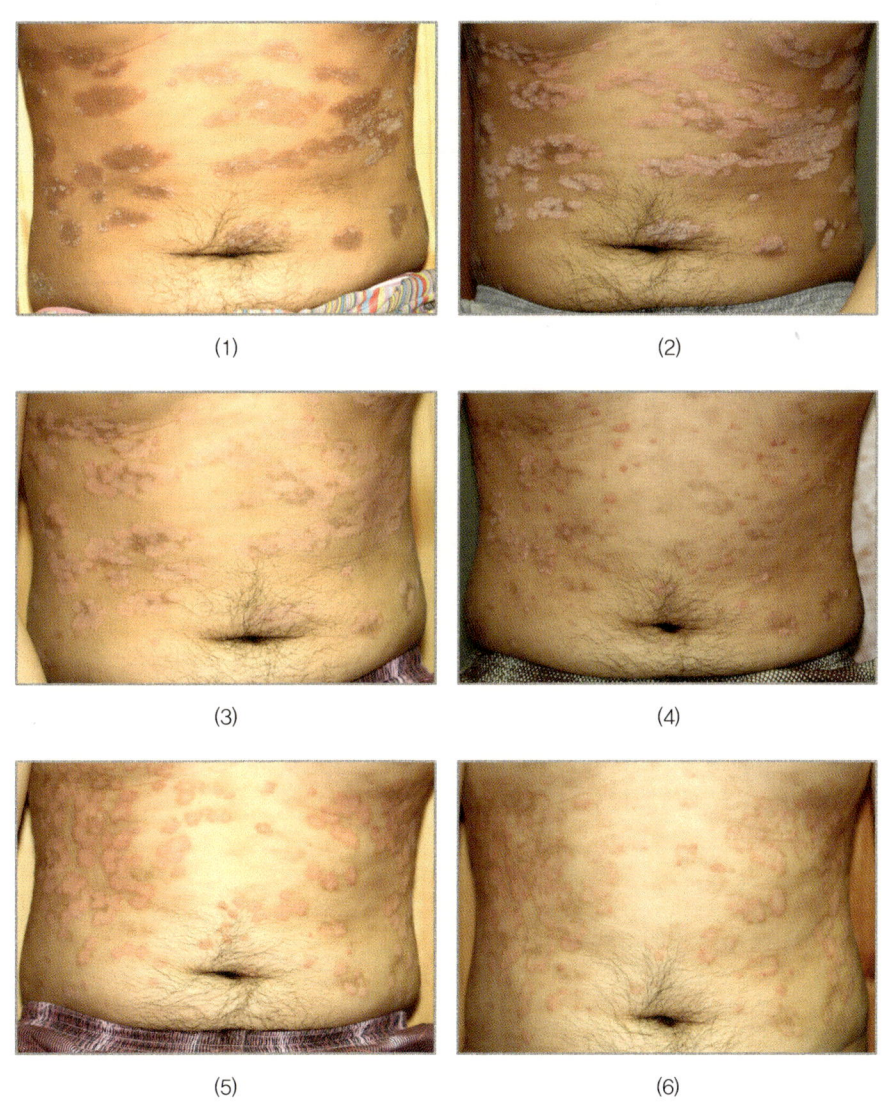

(1)　　　　　　　　　　　　　(2)

(3)　　　　　　　　　　　　　(4)

(5)　　　　　　　　　　　　　(6)

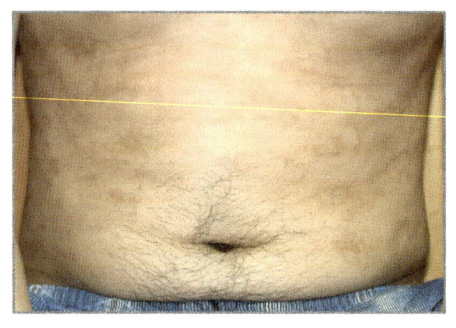

(7)

(1) 2008년 11월 22일(초진)

6년 전 군대에서 처음으로 건선이 발병하였으며, 발병 당시에 의병제대를 했을 정도로 전신에 아주 심한 중증(초중증)으로 발병하였다. 양방 피부과와 한의원(2년)을 전전하며 계속 치료했지만 호전되지 않았으며, 최근에는 2년 정도 대학병원에서 광선치료(UV)를 한 결과, 건선 피부의 각질은 거의 사라진 상태이다. 다만, 건선이 자리 잡았던 부위의 피부가 검게 암화(暗化)되어 있고, 가려움이나 수면 장애는 없었다. 최근까지도 다이보넥스에 가장 강력한 스테로이드제인 1등급의 더모베이트를 혼합한 복합제제인 다이보베트를 외용으로 도포하면서 생활하고 있으며, 운동을 무척이나 좋아하여 웬만한 운동은 못 하는 것이 없을 정도이고, 건선이 없는 부위에는 땀이 많이 나는 체질이다. 역시 신창한의원에서 자체 개발한 한약(윤피청)을 1일 3회 복용하면서 침구치료를 병행했고, 식이요법과 보습제 사용에 대하여 설명해 주고 UV광선 치료와 다이보베트의 사용은 중단하고 지켜보기로 했다. 앞으로의 치료과정에 대한 전반적인 지도와 탈스반응에 대하여 설명했으며, 직장일이 너무 바쁜 관계로 2주일에 한 번씩 내원하여 꾸준히 치료하기로 했다.

(2) 2009년 1월 3일

UV광선 치료를 받아서 검게 암화되어 있던 건선 부위에서 모두 각질이 생겨 올라오고, 연분홍색의 여린 새살이 점차 피부로 올라오며, 새살 가려움이 약간 증가했다.

(3) 2009년 1월 24일

3주 만에 각질이 많이 탈락하여 부드러운 속살이 보이고, 군데군데 정상처럼 보이는 부드러운 피부가 나타나기 시작했으며, 붉은색도 많이 사라져서 건선이 점차 호전되는 것을 알 수 있다.

(4) 4월 11일

건선이 호전되어 거의 사라졌었으나 부분적으로 약간의 검은 얼룩이 생겨 있다가 다시금 자잘한 건선이 수없이 올라오기 시작한다. 환자와의 소통이 아주 중요해지는 시기로 상호 신뢰가 바탕이 되어야 끝까지 치료를 할 수 있다.

(5) 8월 19일

이전 단계에서 자잘하게 올라오던 건선이 본격적으로 드러나서 초기 치료 상태처럼 보일 정도로 심각해 보이지만, 각질의 크기가 현저히 작고 피부가 부드러워 보인다.

(6) 10월 31일

넓은 부위에 걸쳐 드러나던 이전 단계보다는 건선의 중앙 부위부터 뽀얀 새살이 자리 잡기 시작하여 치료에 대한 확신을 갖게 된다.

(7) 12월 19일

이제 건선이 호전되어 증상이 사라지고 뽀얗고 부드러운 정상 피부를 갖게
되었다. 치료 중에 호전과 악화를 계속 반복하는 지루하고 힘든 과정 동안, 1년
이 넘는 장기간의 한방치료를 신뢰하고 치료에 꾸준히 따라와 준 환자분께 더
없이 감사하다. 일반적으로 중증의 건선은 치료기간이 1년이 넘을 정도로 길다.

3. 중증의 경우(한○○, 60년생, 여자)

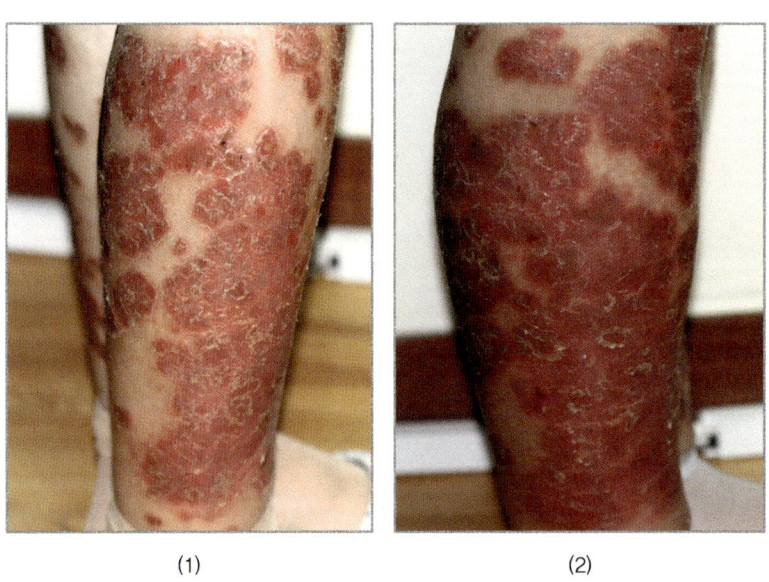

(1)　　　　　　　　　　　　　　(2)

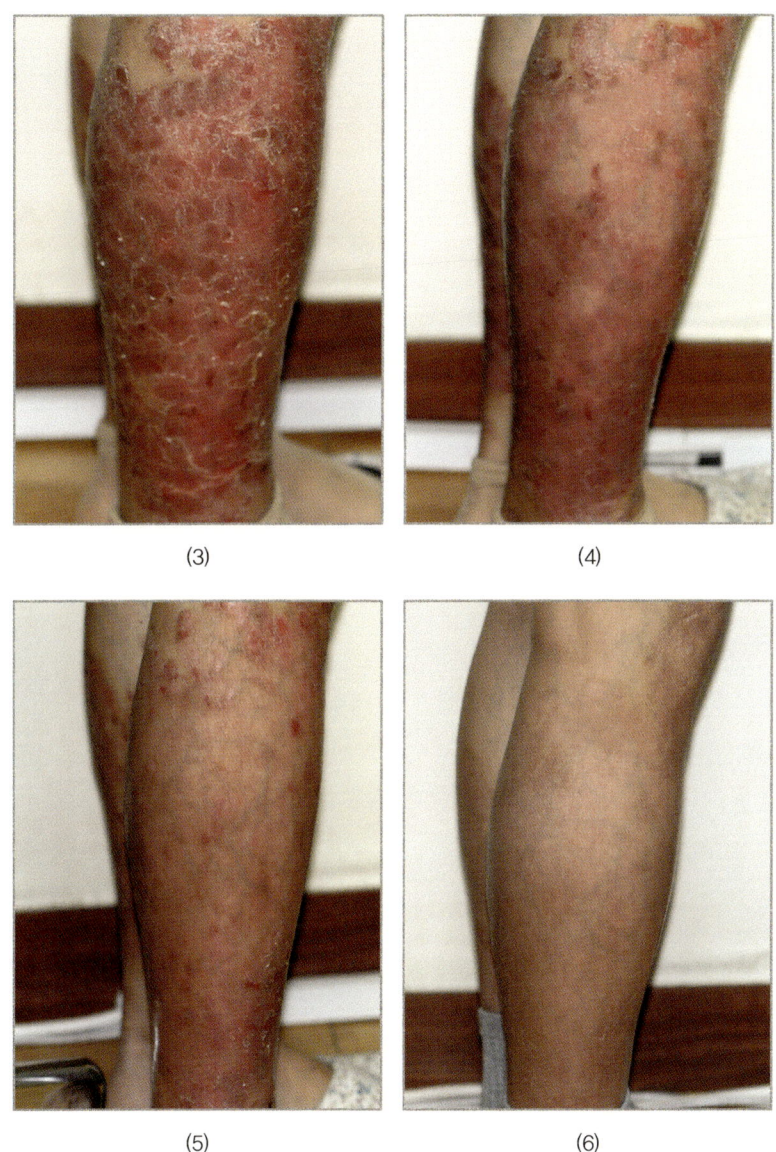

(3)　　　　　　　　　　　　　　(4)

(5)　　　　　　　　　　　　　　(6)

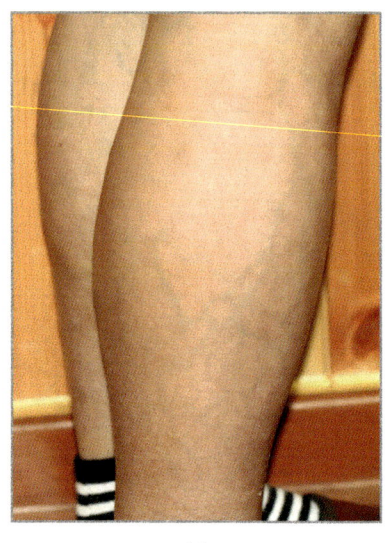

(7)

(1) 2007년 6월 25일(초진)

발병한 지 30년 정도 경과한 B형의 혈액형을 갖고 있는 40대후반의 여성으로, 중증 건선이 전신에 판상으로 분포하고 있었다. 그동안 약국과 병원에서 강력한 스테로이드제를 내복과 외용했으며, 광선치료와 면역치료까지 안해 본 치료가 없었지만 효과가 없었던 환자이다. 물론 온갖 민간요법도 두루 섭렵하여 초진 시에도 치료에 대한 불신이 깊었다. 피부가 거무스름한 태음인형으로 이목구비가 뚜렷하고 후덕한 모습이다. 같은 건선으로 고생하는 형제가 있고, 기호음식으로는 고기와 나물을 가리지 않고 모두 잘 먹으며, 소화가 잘 안 되고 변비 경향이 있고, 평소 당뇨질환이 있어서 인슐린을 복용하고 있는 상태이다. 계절적으로는 건조한 겨울에 증상이 심해지며, 가려움이 심해지는 시간대는 점심과 저녁이다. 앞의 두 경우처럼 한약(윤피청)을 1일 3회 복용하면서 침구치료를 병행했고, 식이요법과 보습제 사용에 대하여 설명해 주고 현재 사용하는 모든 방법은 중단하기로 했다. 앞으로의 치료 진행과정에 대하여 증상이 일시적으로 악화될 수 있는 이유와 치료 과정에 대한 전반적인 설명을 하고, 치료가 쉽지 않은 질환이니만큼 열심히 치료하기로 했다.

(2) 7월 9일

치료를 시작한 처음에는 정상으로 보이는 부분이 조금 있었으나, 현재는 다리 전체가 하나의 커다란 건선반(乾癬瘢)을 형성하여 증상이 훨씬 악화된 듯이 보인다. 커다란 각질이 생겨서 탈락하기 시작한다.

(3) 7월 30일

그나마 일부 남아 있던 정상 부위도 모두 건선반을 형성하고 있으며, 각질이 크게 잘 탈락하고 있다. 피부 아래층에서는 부드러운 새살이 왕성하게 재생되어 가려움이 증가한다.

(4) 9월 19일

각질이 생성하고 탈락하는 과정을 수없이 여러 번 반복하고 나서 증상이 경미했던(각질의 두께가 얇았던 부위) 무릎 아래 부분부터 부드러운 새살이 증식하는 것이 보인다. 그에 따라 검붉던 건선 피부도 다소 뽀얀 피부로 변해가기 시작한다.

(5) 10월 24일

각질의 생성과 탈락이 계속 반복하면서 이전 단계와 비교해서 건선 부위의 피부가 훨씬 얇고 부드러워져 가고 있다. 강력한 스테로이드제를 많이 사용하여 피부가 지나치게 얇아지고 정맥혈관이 드러나 있는 모습이 보인다. 건선의 중앙 부위부터 정상화되어 가며, 가장자리는 아직 가려움이 남아 있다.

(6) 2008년 3월 24일

새살의 증식에 따른 각질의 생성과 탈락이 반복적으로 계속되면서 피부는 점차 부드럽고 얇아지며, 각질이 줄어듦에 따라 건조감도 줄어들고 부드러워진다. 이제 치료의 마지막을 향하여 달리는 회복·관리 단계에 들어가서 약의 복용량을 줄이게 된다.

(7) 2008년 5월 2일

이제 건선 치료의 마지막 단계로 건선 증상이 있던 피부가 거의 회복되어 주변 피부와 비슷한 부드러움과 피부색을 띠어 회복되었음을 알 수 있다. 하지만 현재 상태에서 약의 복용을 중지하는 것이 아니고, 하루에 1봉씩 한동안 한약(윤피청)을 복용하면서 면역기능의 안정을 기다려야 한다. 이제부터는 삶의 질이 좋아지게 마련이며, 이 여성분의 경우에도 치료 종료 후에 주변의 지인들에게 건강해 보이고 예뻐졌다는 말을 많이 듣게 되어서 행복해했다.

4. 경증의 경우

사례1) 최○○(59년생, 남자)

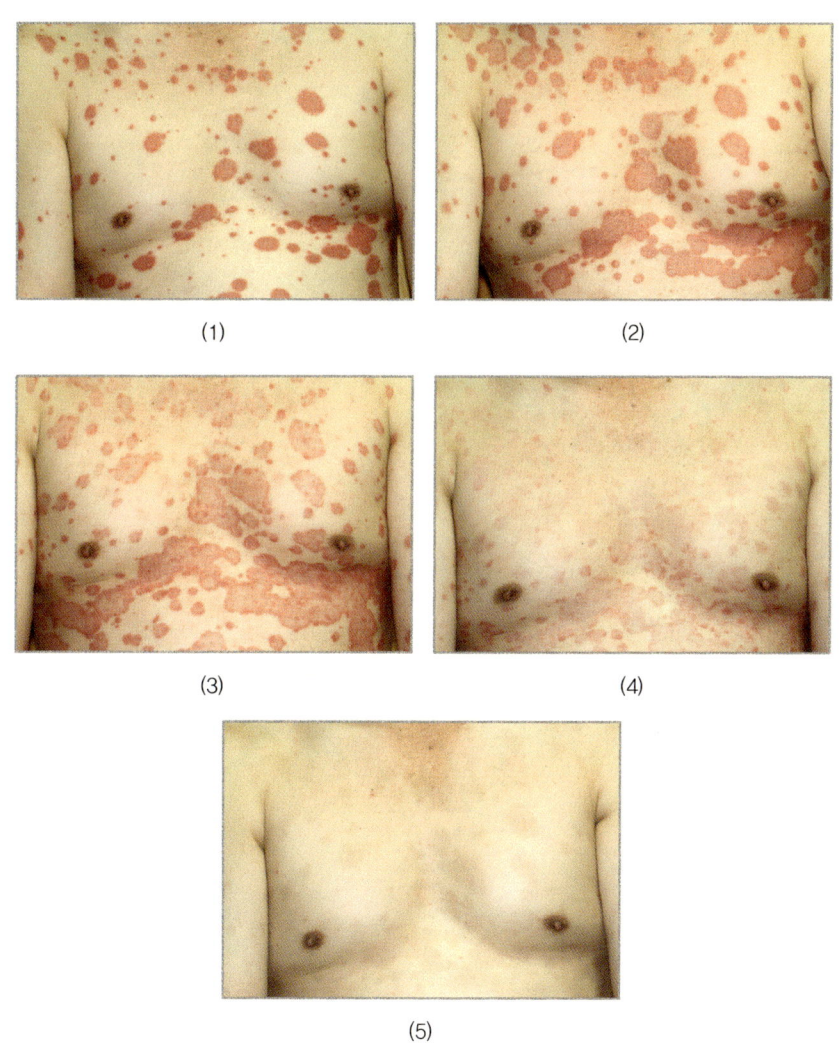

(1)

(2)

(3)

(4)

(5)

(1) 2009년 3월 16일(초진)

건선이 발병한 지 1년 정도 된(2008년 2월경에 처음 나타남) 태음인형의 중후한 남성으로 낚시를 좋아하며, 평소 얼굴이 붉고 열이 많은 편이다. 음식은 가리지 않고 모든 음식을 골고루 잘 먹으며, 땀이 많고 대변은 무른 편이고 무릎이 시린 통증이 있다. 발병 후 현재까지 1년 동안 피부과에서 처방받은 약(항히스타민제와 스테로이드제)을 내복하고 있으며, 다이보넥스를 외용으로 계속 사용하고 관리해 온 상태이다. 신창한의원에서 자체 개발한 한약(윤피청)을 1일 3회 복용하면서 침구치료를 병행했고, 식이요법과 보습제 사용에 대하여 설명해 주었으며, 피부과에서 받은 내복약과 다이보넥스의 외용은 중단하고 지켜보기로 했다. 앞으로의 치료과정에 대한 전반적인 설명과 일시적으로 증상이 악화되는 것처럼 보이는 탈스반응에 대하여 설명했으며, 직장이 바쁜 관계로 2주에 한번씩 내원하기로 했다.

(2) 4월 10일

꾸준히 관리해 오던 피부과의 내복약과 다이보넥스의 사용을 중단했기 때문에 잠복해 있던 건선이 발현하여 더욱 붉고 커졌으며, 각질은 계속 생성과 탈락을 반복하고 있다.

(3) 5월 7일

건선의 크기는 최대로 커져 있지만, 커다란 건선반의 내부에는 정상적인 뽀얀 피부가 나오는 것이 확실하게 보인다. 하지만 가장자리는 여전히 붉고 가려움이 있다.

(4) 5월 25일

이제 건선반이 많이 사라져서 가장자리 부분만 붉은 점이나 띠의 형태로 존재하며, 건선반의 가운데는 거의 정상피부로 회복되어 있음을 확인할 수 있다.

(5) 8월 14일

건선은 정상으로 회복되었지만, 건선반이 있던 피부의 색은 아직 완전히 회복되지 않고 약간 검은 흔적이 남아 있는 정도이다. 시간이 지나면 건선반의 검은 흔적도 사라지고 깨끗하고 뽀얀 정상 피부로 회복된다. 이후로 윤피청을 하루에 1회씩 한 달 정도 복용하고 치료를 종료했다.

사례2) 장○○(76년생, 남자)

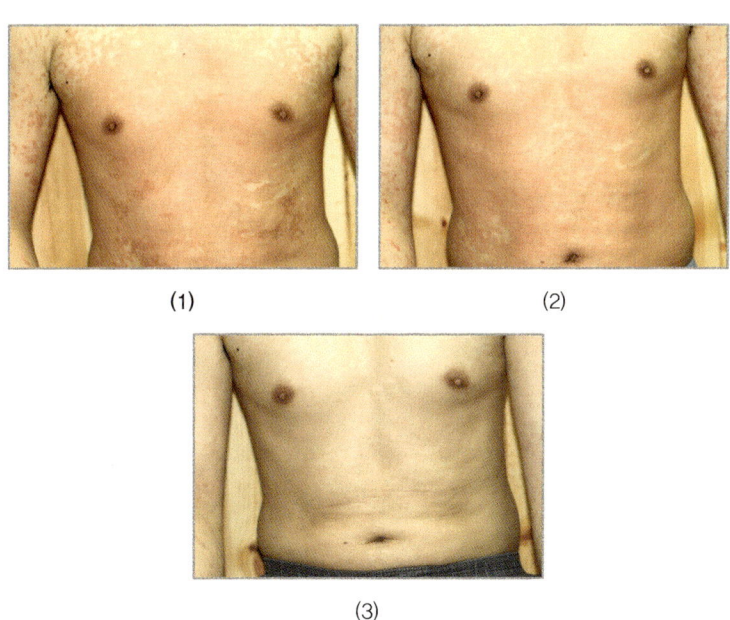

(1)   (2)

(3)

(1) 2008년 5월 23일(초진)

아홉 살 때부터 건선이 생기기 시작한 환자로 전신에 건선반을 형성하고 있지만, 다행히 병력 기간을 고려하면 건선의 두께가 얇아서 빠르게 치료된 경우이다. 현재 ○○○○병원에서 1등급의 가장 강력한 스테로이드제인 더모베이트를 외용으로 사용하면서 직장생활을 하고 있는 환자이다. 알레르기성 비염이나 천식은 없으며, 대변이 굳고 땀이 많으며, 가려움 때문에 수면에 장애를 받는다. 맥진(脈診)으로는 삭맥(數脈, 맥이 빠름)이었고 심장이 약했으며, 극도의 피로감과 기허(氣虛)한 상태였다. 신창한의원에서 자체 개발한 한약(윤피청)을 1일 3회 복용하면서 침구치료를 병행했고, 화식식이요법과 보습제의 사용 방법에 대하여 설명해 주고 더모베이트의 외용은 중단하기로 했으며, 앞으로의 치료과정 동안 피부의 변화에 대하여 전반적으로 이해시켰다.

(2) 6월 5일

이 경우는 건선 증상이 진행되어 심해지지 않고 처음부터 각질의 생성과 탈락이 반복되면서 점차 피부가 얇아지고 부드러워져서 치료가 아주 수월했다. 치료기간 내내 별다른 불만 없이 꾸준히 호전되었으며, 치료기간도 상대적으로 짧았다. 모든 건선 환자가 이분의 경우처럼 빠르고 수월하게 호전된다면 얼마나 좋을까?

(3) 7월 8일

치료를 시작한 지 불과 한 달 보름이 채 되지 않았는데, 피부가 너무 좋아져서 아주 기뻐했던 기억이 난다. 물론 환자가 제일 기쁘겠지만 주위의 가족뿐만 아니라 치료자의 입장에서도 별 탈 없이 꾸준히 호전되는 환자는 정말로 기분이 좋다.

5. 손·발바닥 건선의 경우

1) 손바닥(김○○, 68년생, 남자)

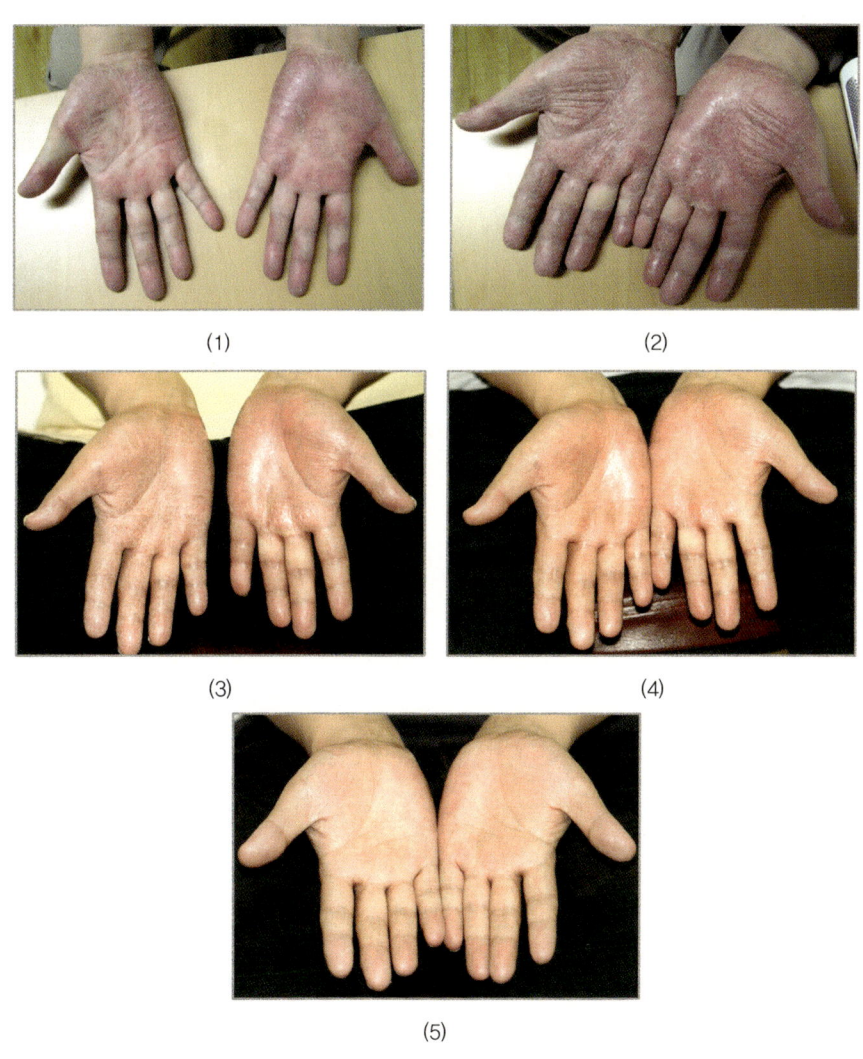

(1)

(2)

(3)

(4)

(5)

(1) 2007년 3월 17일(초진)

현재 호프집을 직접 운영하고 있으며, 주로 주방에서 일하는 남자분으로 어쩔 수 없이 새벽까지 일을 하여 과로에 시달리는 사람이다. 현재는 손발의 건선 증상으로 일을 할 수가 없어서 쉬고 있고, 주로 PC방에서 시간을 보내며, 과도한 흡연으로 부부간에도 스트레스가 많은 상태이다. 전반적으로 피부가 검고 말이 없는 태음인형으로 보이며, 기타 건강상의 특이사항은 없었다. 양방 피부과에서 받은 외용연고를 사용하고 있으며, 피부과에서 자체 조제한 제품이라서 연고의 종류는 알 수가 없다고 말하지만, 스테로이드제일 가능성이 아주 높다. 신창한의원에서 자체 개발한 한약(윤피청)을 1일 3회 복용하면서 침구치료를 병행했고, 화식식이요법과 보습제의 사용 방법에 대하여 설명해 주고 피부과에서 받은 연고는 일단 중단하기로 했으며, 앞으로의 치료과정 동안 피부의 변화에 대하여 전반적으로 설명하고 아울러 금연을 권고했다.

(2) 4월 2일

외용 연고의 사용을 중단한 결과, 건선의 부위가 넓어져서 손바닥과 손가락 전체로 증상이 나타나지만, 각질의 생성과 탈락이라는 치료과정은 정상적으로 진행되고 있다.

(3) 5월 22일

각질의 크기가 작아지고 양이 적어짐을 알 수 있는데, 이는 건선 부위의 피부에 새살이 정상적으로 증식하여 건선이 잘 치료되고 있음을 의미한다. 약하게 있던 부위는 벌써 부분적으로 뽀얀 새살이 올라오는 것을 알 수 있다.

(4) 6월 28일

건선의 각질이 수없이 생성과 탈락을 반복하면서 피부에 많은 변화가 생긴다. 이분은 다행히 탈스반응이 심하지 않고 점점 호전되는 모습이 보여서 치료가 수월했다. 아직도 흡연을 하고 있으며, 손이 많이 좋아져서 다시 출근해서 일을 하고자 하기에 아직은 피부가 안정되지 않아서 안 된다고 만류했다. 손바닥과 손가락 부위에는 자잘한 수포가 나타났는데, 이는 피부가 얇아져서 치료의 거의 마지막 단계에 다다를 때에 피부속에 있던 독소가 배출되는 현상이다. 이때에 일시적으로 가려움이 증가하지만, 시간이 지나면서 점차 가려움도 감소하고 독소도 더는 올라오지 않으면서 뽀얀 새살이 잘 나오면 치료의 종료를 선언하게 된다.

(5) 10월 10일

정상적인 뽀얗고 부드러운 손을 갖게 되어 기뻐했던 모습이 지금도 눈에 선하다. 이분의 경우는 약을 정상적으로 복용하지 않고 음식관리도 제대로 되지 않아서 치료하기가 다소 힘들었고, 무엇보다 이전단계(4번)에서 필자의 만류를 무시하고 다시 호프집 일을 시작하여 치료가 늦어졌다. 이후에 하루에 1봉씩 두 달 정도 복용하여 마무리한 경우이다.

2) 발바닥(김○○, 89년생, 여자)

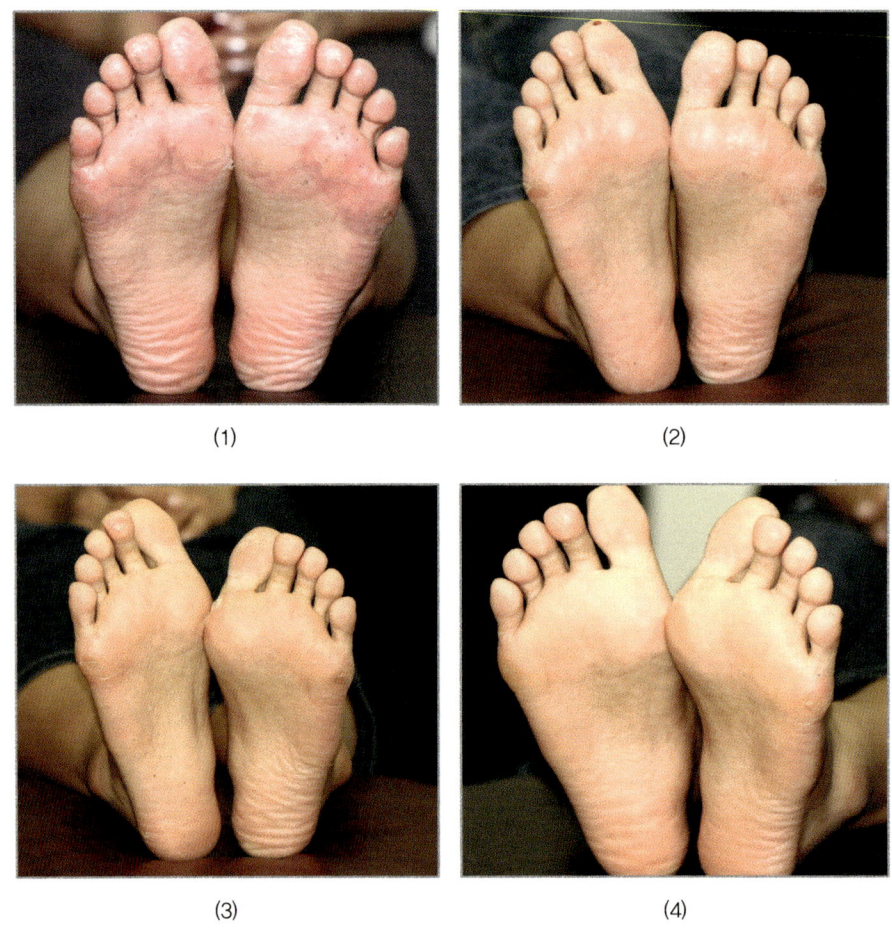

(1)

(2)

(3)

(4)

(1) 9월 13일(초진)

유아기부터 아토피와 건선이 전신에 분포해 있었으며, 그동안 피부과에서 락티케어와 제마시스 같은 약한 스테로이드제를 사용했으나 효과가 없어서 현재는 메타파손겔이라는 2등급의 강력한 스테로이드제를 사용하고 있다. 환절기와 밤에 가려움증이 심해지고 땀이 많으며, 대변은 굳은 편이고 습진도 갖고 있다. 좋아하는 음식은 자장면, 고기류(소고기, 돼지고기, 닭고기), 초콜릿, 과자, 아이스크림, 음료수 등 자가면역질환에 해로운 음식을 주로 좋아하며, 학업 관계로 미국 텍사스에 2년 거주하고 3월에 귀국한 이후로 특이하게도 땀이 과다하게 분비되기 시작했다. 음식관리의 중요성에 대하여 거듭 설명하고, 반드시 화식식이요법을 지킬 것이며, 섭취 가능한 음식만 먹어서 식습관을 바꾸기로 했다. 한약을 1일 3회씩 복용하고, 매주 한 번씩 내원하기로 했다. 2등급의 강력한 스테로이드제인 메타파손겔의 사용은 일단 중지하고 상태를 지켜보기로 했다.

(2) 9월 22일

화식식이요법을 철저히 지키면서 한약을 하루에 3회씩 잘 챙겨 먹은 결과, 열흘 만에 놀랄 정도로 많이 호전된 모습이 보인다.

(3) 9월 29일

처음에 처방한 한약(윤피청 15일분)을 모두 복용하고 내원하였는데, 유아기부터 있었던 오래된 건선이 너무 빨리 호전되어 있어서 환자와 필자의 눈을 의심할 정도였다. 치료 기간 동안 다른 강력한 스테로이드제를 사용하는지를 여러 번 물었으나, 전혀 사용한 적이 없다고 한다.

(4) 10월 6일

치료 시작 후 1개월이 채 되지 않았는데도 치료가 거의 종료되어 환자 본인 뿐만 아니라 필자도 서로 의아하게 여길 정도였다. 한약은 45봉씩(15일분) 세 번 가져가서 복용하고는 치료를 종료했다. 대부분의 건선이 이렇게 빠르게 치료된다면 얼마나 좋을까?

06

기타 임상사례

1. 몸통

치
료
전

치
료
중

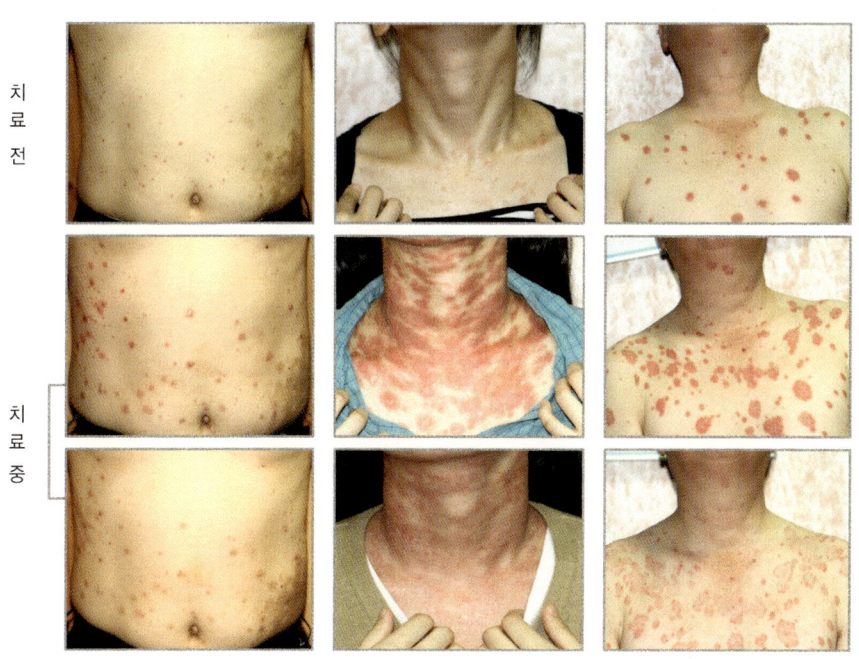

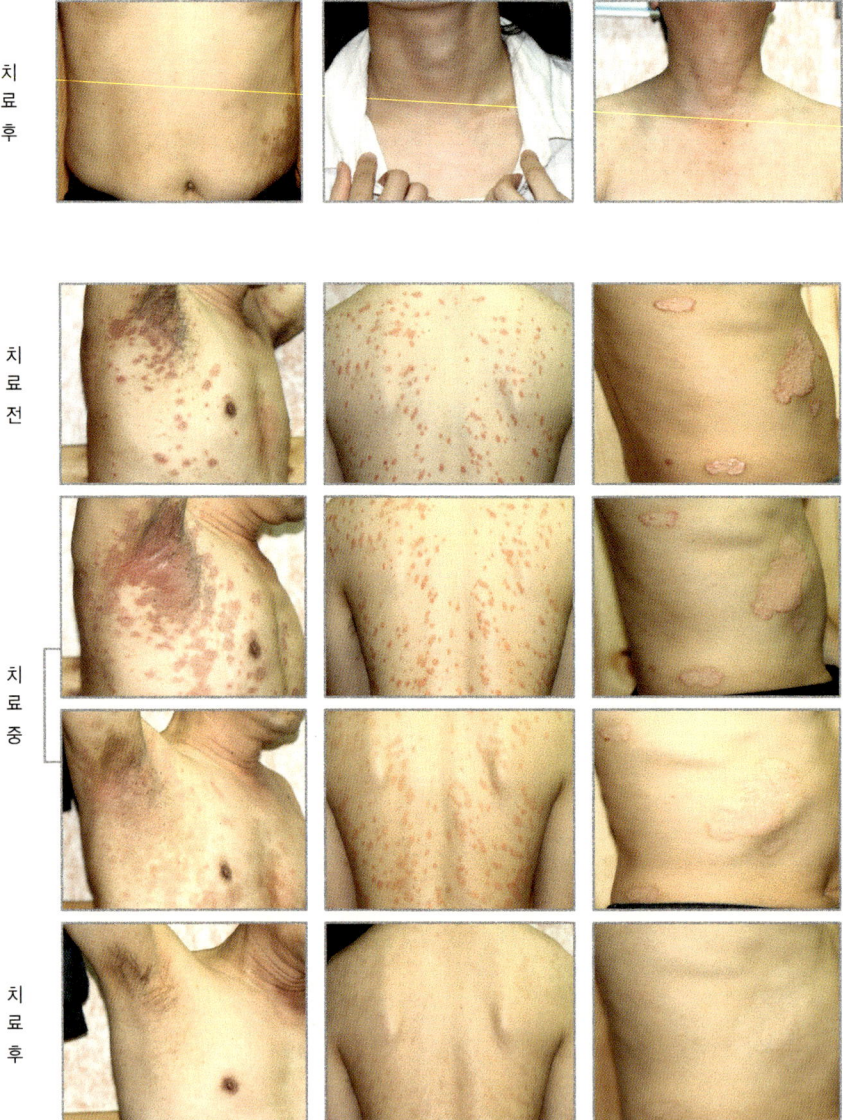

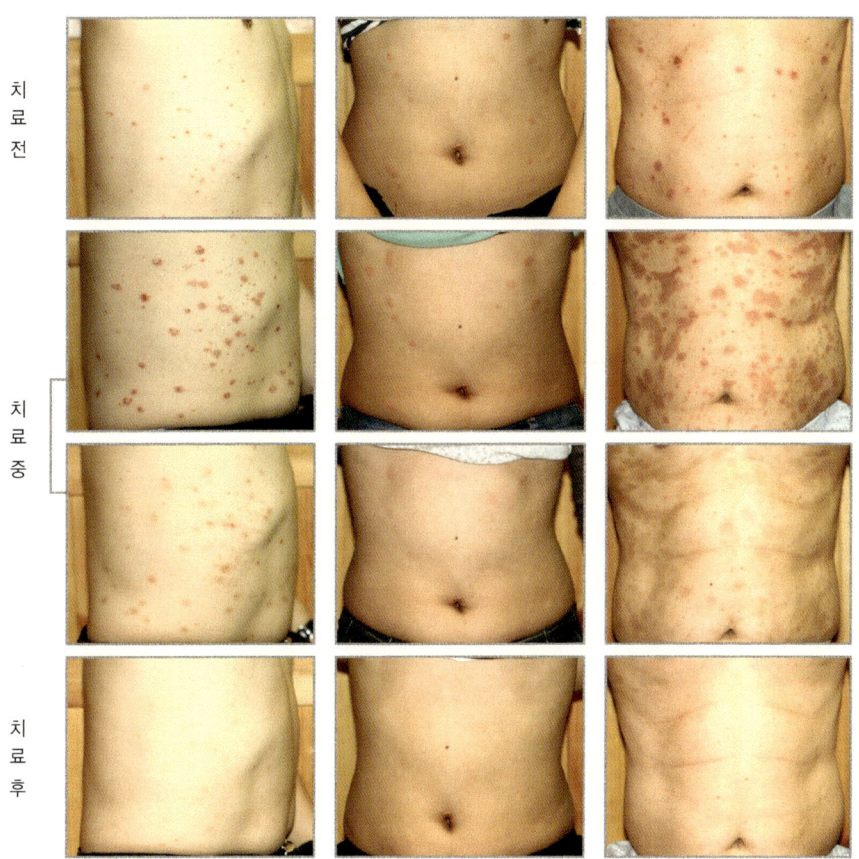

치료 전

치료 중

치료 후

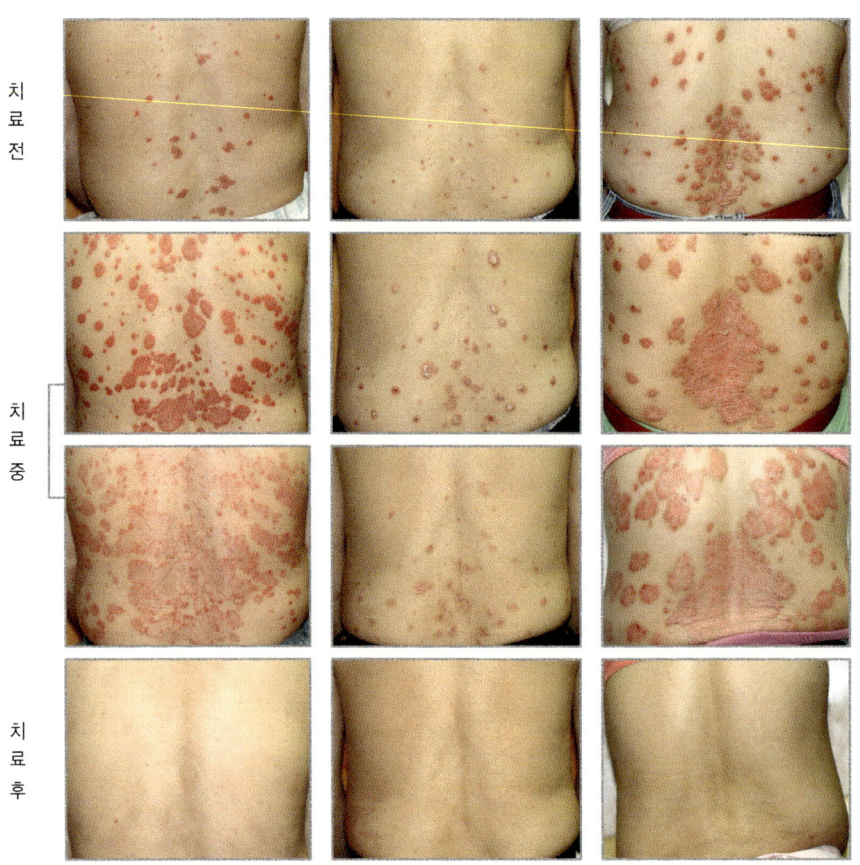

치
료
전

치
료
중

치
료
후

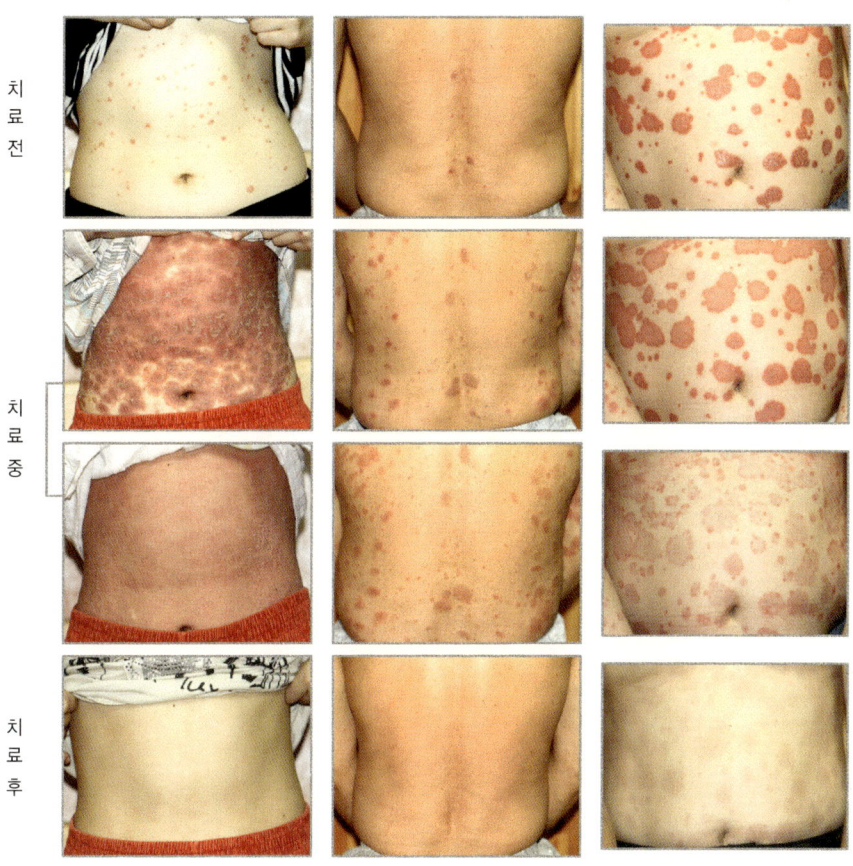

치료 전

치료 중

치료 후

2. 팔

치
료
전

치
료
중

치
료
후

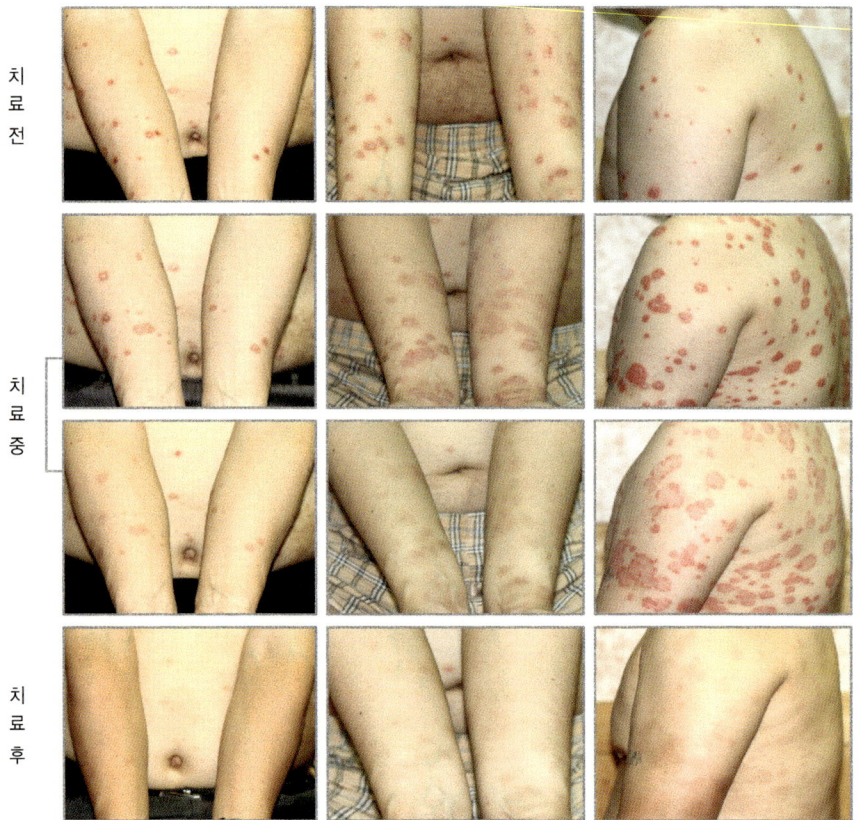

치
료
전

치
료
중

치
료
후

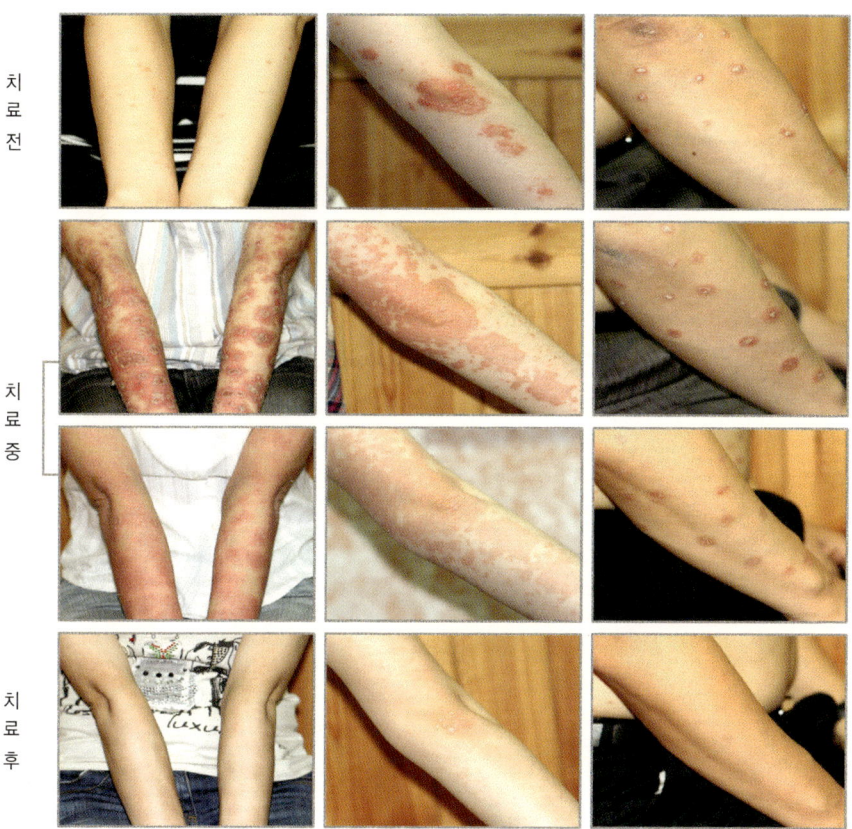

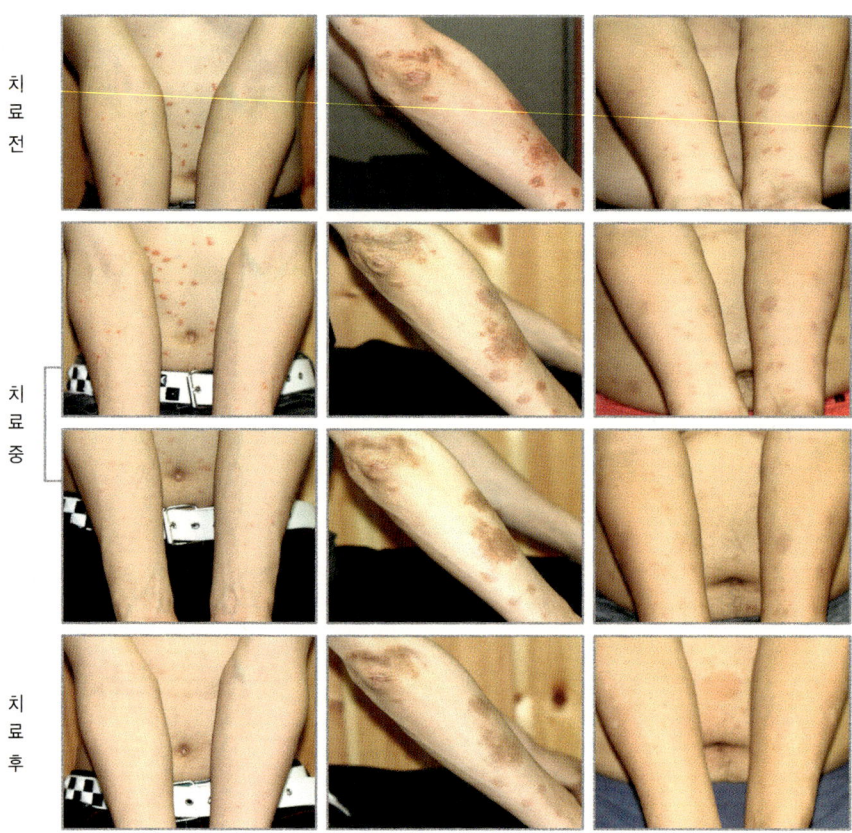

치료 전

치료 중

치료 후

치
료
전

치
료
중

치
료
후

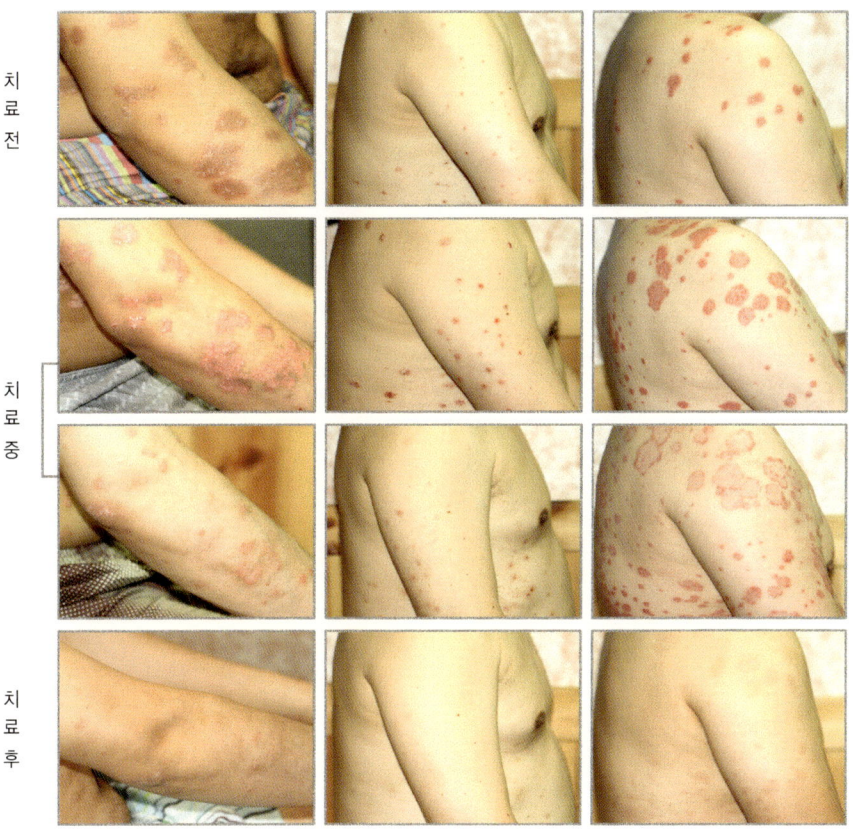

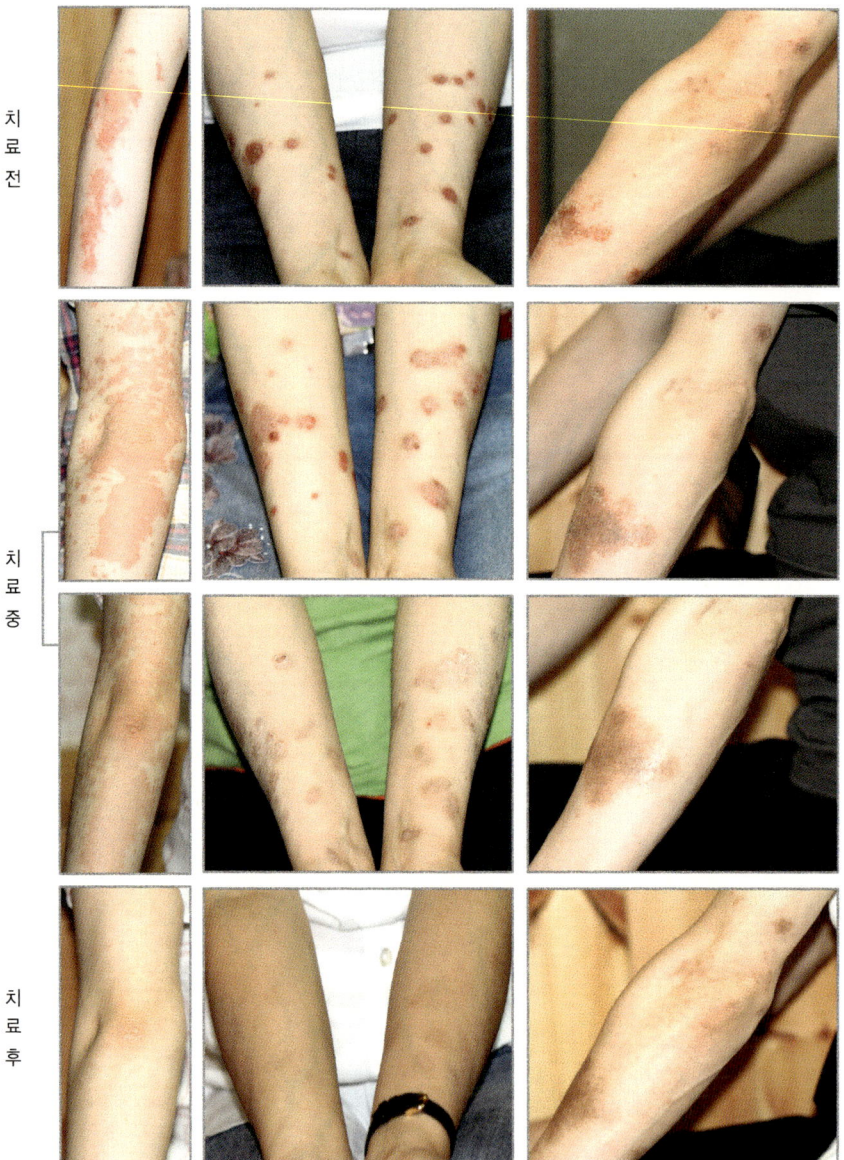

3. 다리

치
료
전

치
료
중

치
료
후

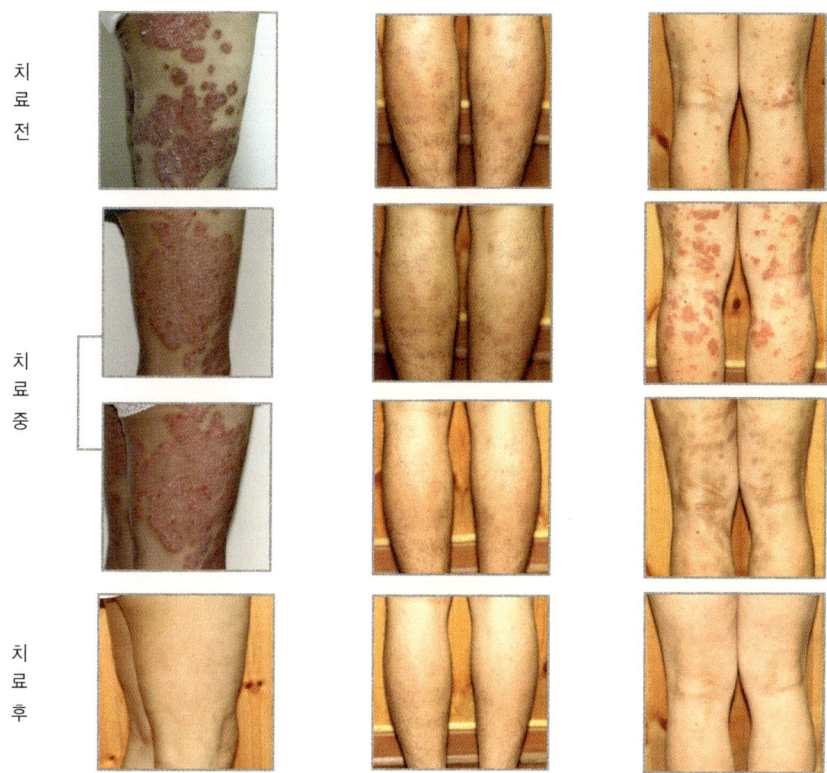

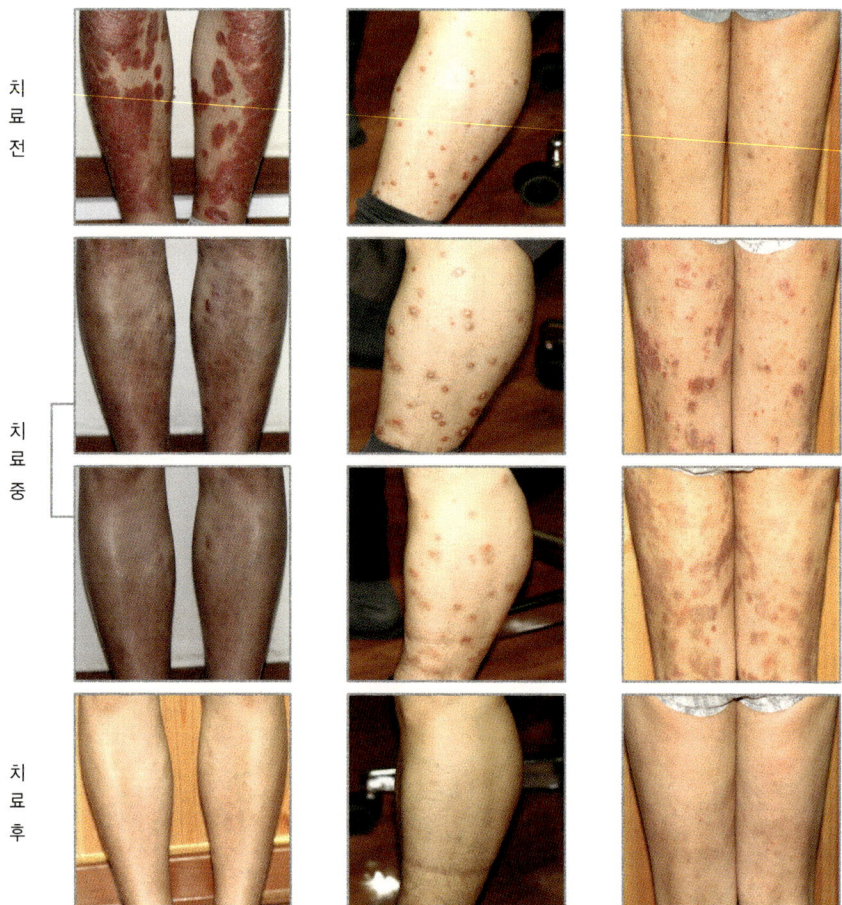

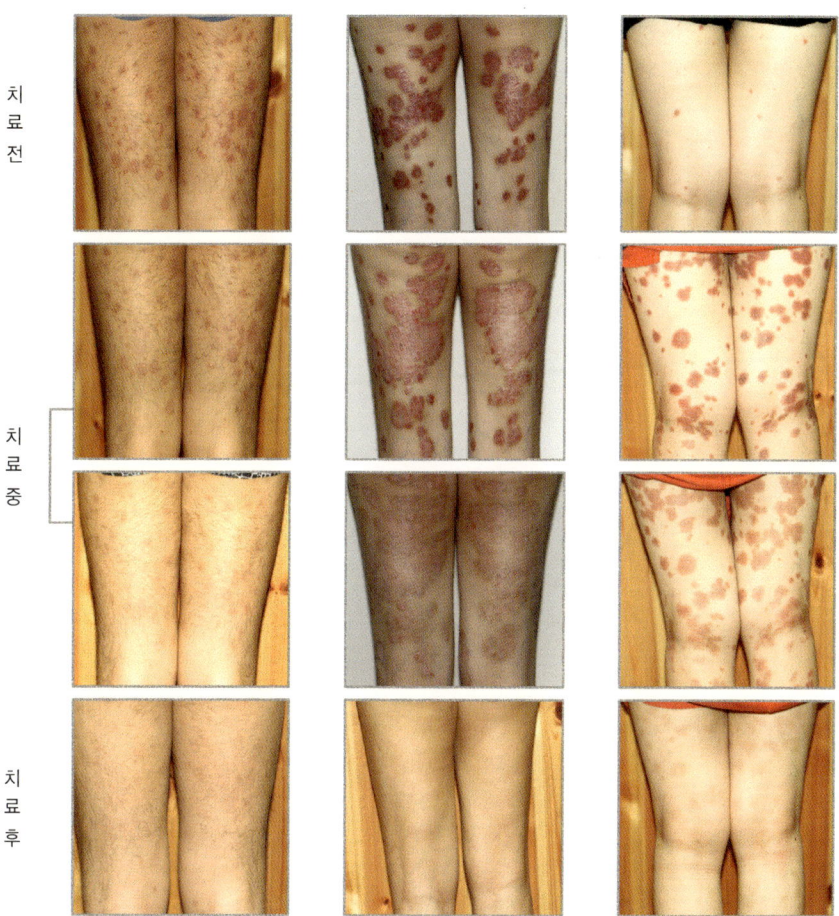

치
료
전

치
료
중

치
료
후

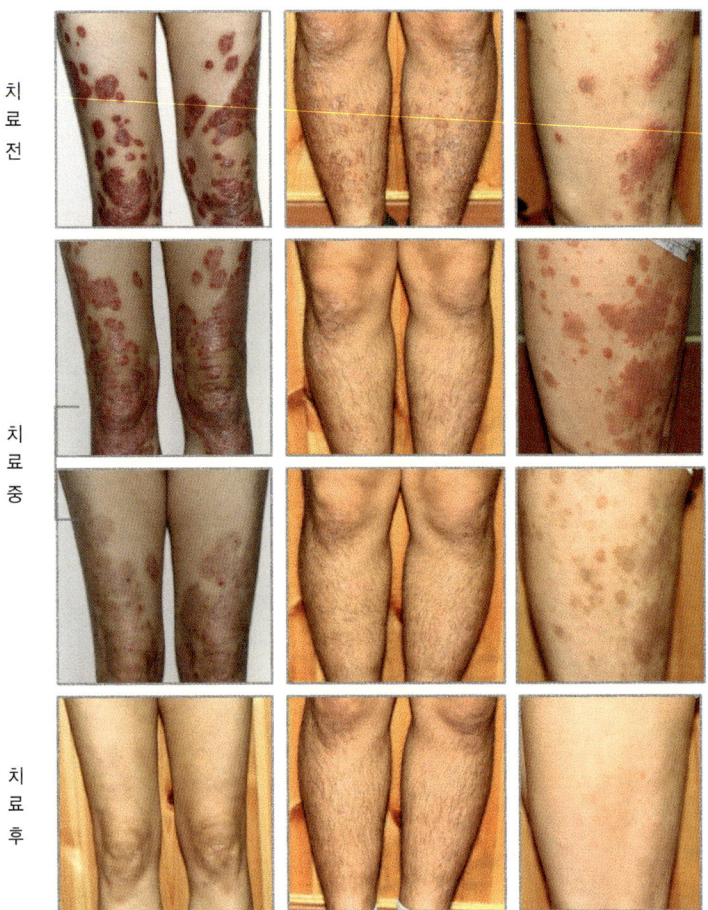

치 료 전

치 료 중

치 료 후

4. 손, 발

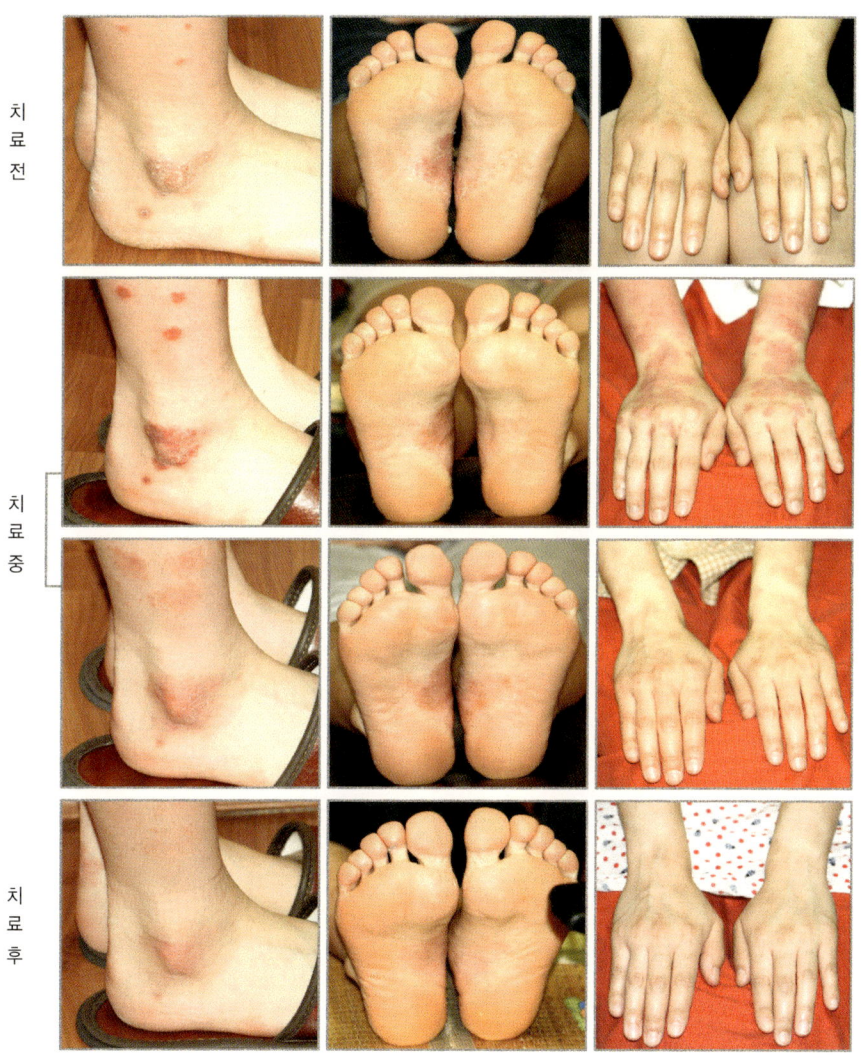

치료전

치료중

치료후

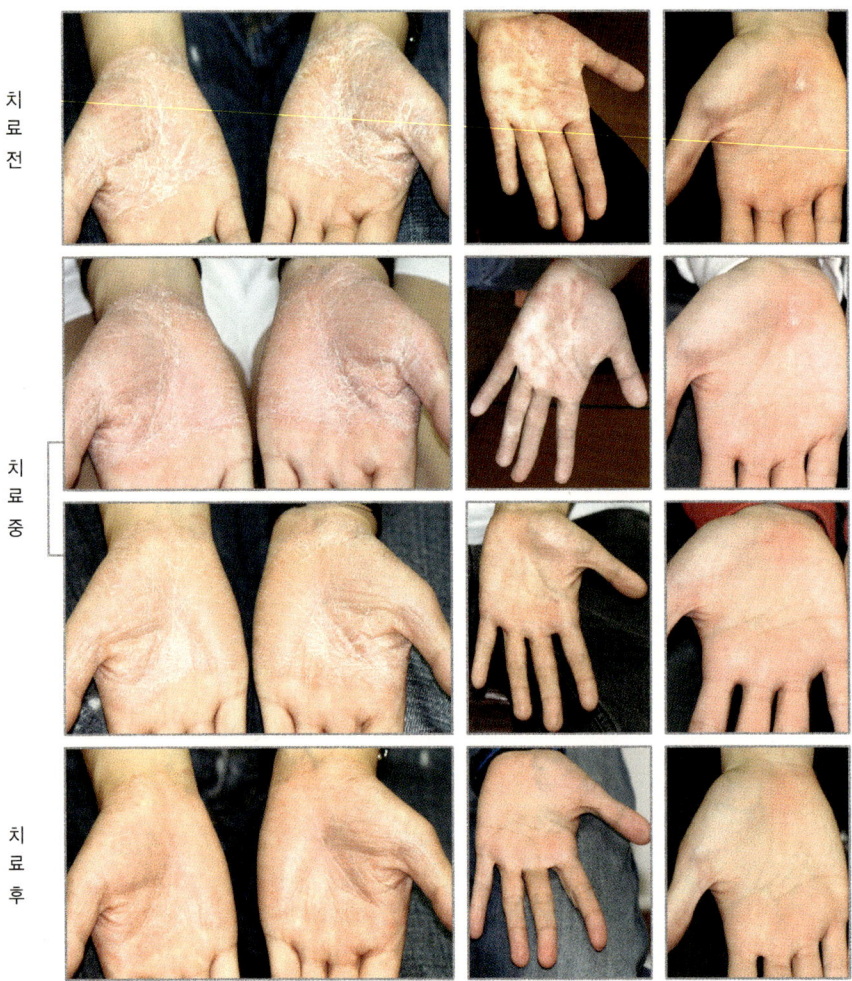

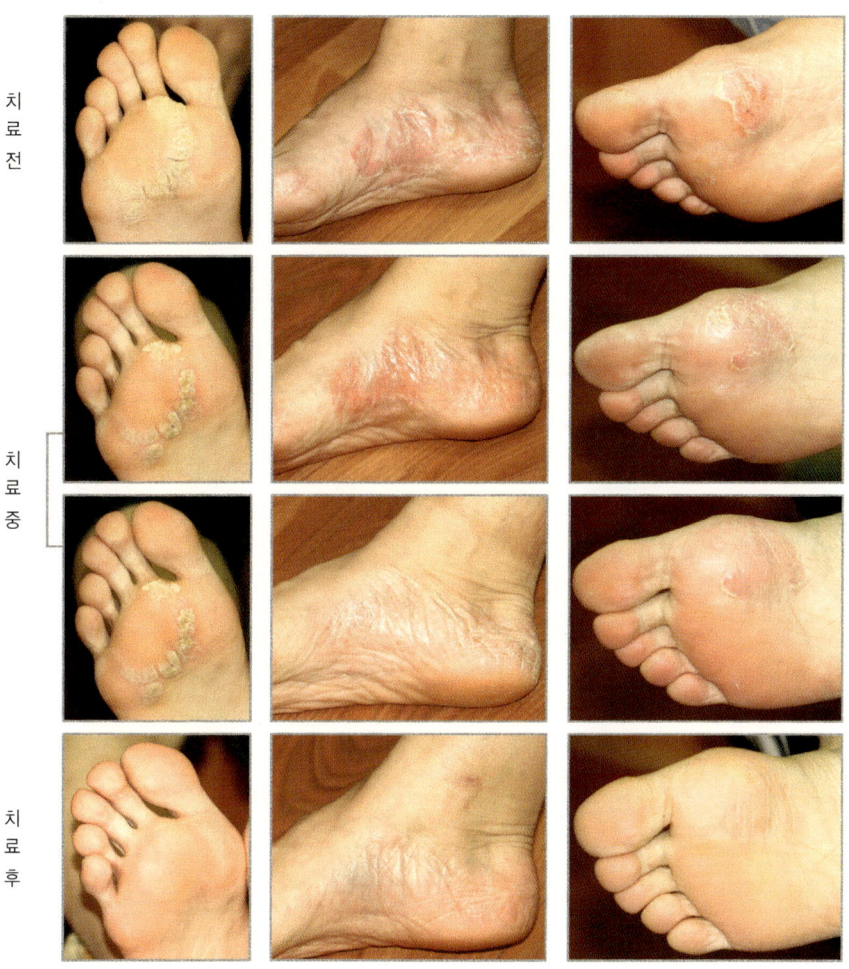

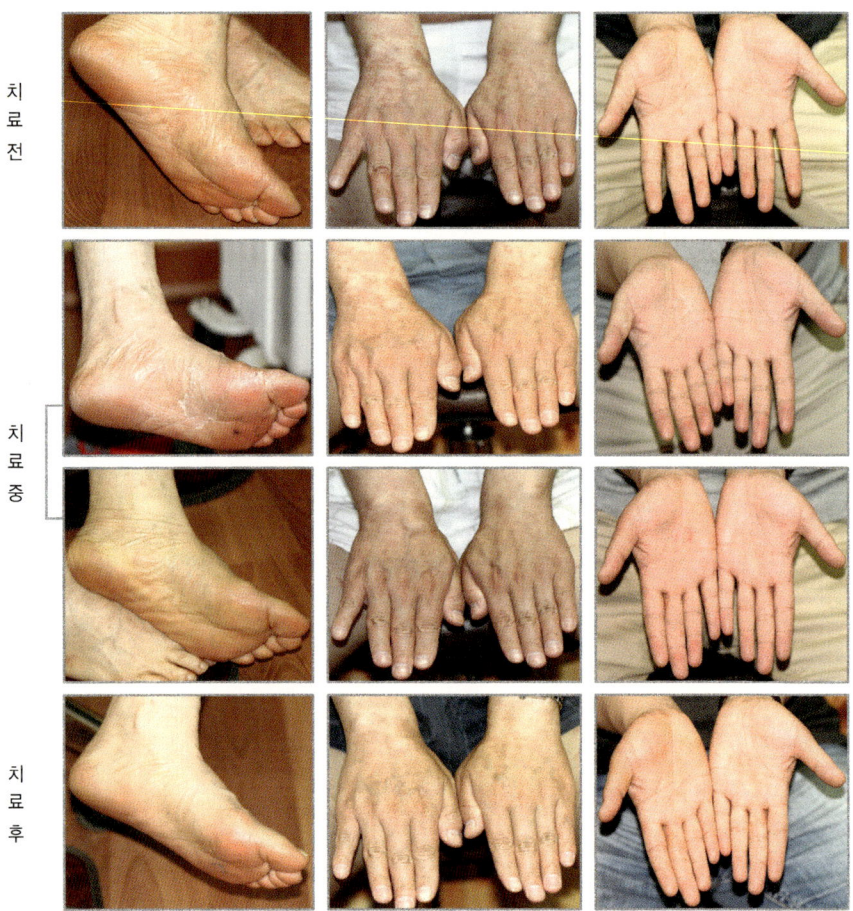

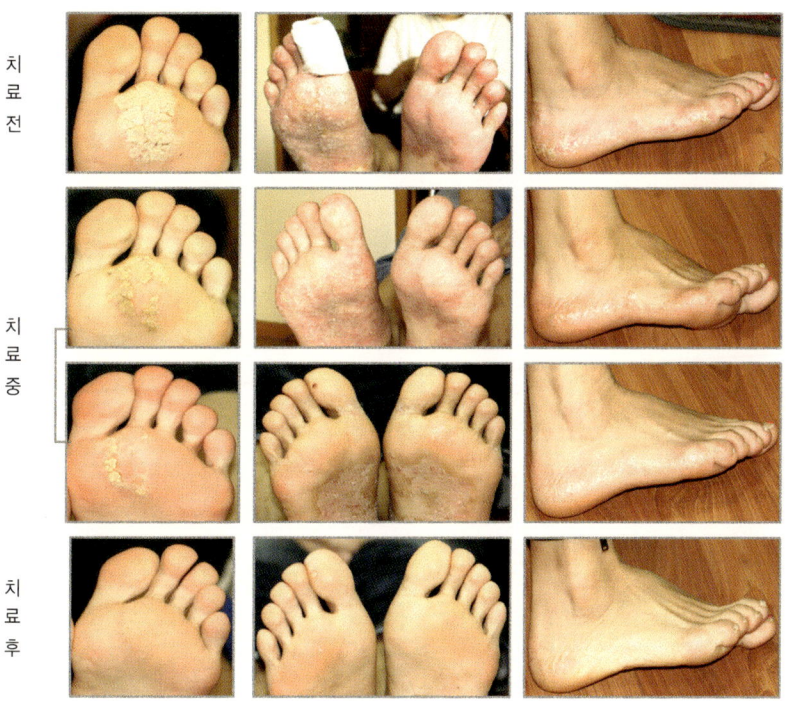

치료전

치료중

치료후

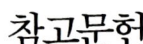

참고문헌

김태윤 · 이경호, 『건선에 대한 100문 & 100답』, 서울, 신일상사, 1992.
대한피부과학회 교과서 편찬위원회, 『피부과학』(제5판), 서울, 여문각, 2008.
윤종성, 『아토피 완전정복』, 경기도 파주시, 한국학술정보(주), 2010.

윤종성(한의학 박사)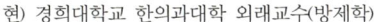

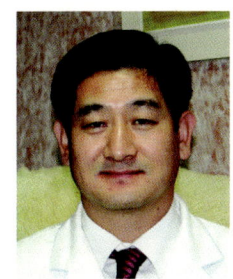

1961년 충북 음성 출생
1987년 경희대학교 한의과대학 졸업
1991년 신창한의원 개원
1992년 경희대학교 한의과대학원 한의학 석사학위 취득(본초학)
1998년 경희대학교 한의과대학원 한의학 박사학위 취득(본초학)
1998년 한국과학기술연구원(KIST) 박사학위 취득
2007년 전국 한의학학술대회 논문 발표(삼성동 코엑스)
　　　「화식면역요법을 이용한 아토피성피부염의 치료」
2009년 대한한방소아과학회지(Vol.23. No.3) 논문 발표
　　　「LLLT가 아토피피부염의 증상 완화에 미치는 영향」
전) 세명대학교 한의과대학 겸임교수(본초학, 방제학)
　　한림대학교 의과대학 외래교수
현) 경희대학교 한의과대학 외래교수(방제학)
　　서울특별시의 '아토피 없는 서울(Atopy Free Seoul)' 프로젝트 한방부문 협력기관
　　경희대학교 한의과대학 임상교육협력기관
　　신창피부과학연구소 소장
　　신창한의원 대표원장 겸 강남점 원장

저서: 「아토피완전정복」(2010)

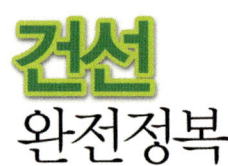

건선
완전정복

초판인쇄 | 2011년 8월 30일
초판발행 | 2011년 8월 30일

지 은 이 | 윤종성
펴 낸 이 | 채종준
펴 낸 곳 | 한국학술정보㈜
주   소 | 경기도 파주시 문발동 파주출판문화정보산업단지 513-5
전   화 | 031) 908-3181(대표)
팩   스 | 031) 908-3189
홈페이지 | http://ebook.kstudy.com
E-mail | 출판사업부 publish@kstudy.com
등   록 | 제일산-115호(2000. 6. 19)

ISBN   978-89-268-2522-8 13510 (Paper Book)
          978-89-268-2523-5 18510 (e-Book)

이담 books 는 한국학술정보(주)의 지식실용서 브랜드입니다.